本译著获湖南省出生缺陷协同防治科技重大专项资助（2019SK1015）

胎儿心脏病学

（第二版）

主编　Nick Archer　Nicky Manning

主审　吴忠仕　何怡华

主译　卢　婷　钱　涛

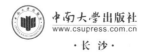

中南大学出版社
www.csupress.com.cn

·长沙·

图书在版编目 (CIP) 数据

胎儿心脏病学 / (英) 尼克·阿彻 (Nick Archer), (英) 尼克·曼尼 (Nicky Manning) 主编; 卢婷, 钱涛主译. —长沙: 中南大学出版社, 2023.11

书名原文: Fetal Cardiology

ISBN 978-7-5487-5513-5

Ⅰ. ①胎… Ⅱ. ①尼… ②尼… ③卢… ④钱…
Ⅲ. ①胎儿疾病—先天性心脏病—诊疗 Ⅳ. ①R714.53

中国国家版本馆 CIP 数据核字 (2023) 第 157980 号

胎儿心脏病学
TAIER XINZANGBINGXUE

主编 (英) 尼克·阿彻 (Nick Archer)
　　 (英) 尼克·曼尼 (Nicky Manning)
主译 卢 婷 钱 涛

□责任编辑	谢新元		
□责任印制	唐 曦		
□出版发行	中南大学出版社		
	社址: 长沙市麓山南路		邮编: 410083
	发行科电话: 0731-88876770		传真: 0731-88710482
□印　　装	长沙市宏发印刷有限公司		

□开　　本	889 mm×1194 mm 1/32	□印张 12.5		□字数 295 千字
□版　　次	2023 年 11 月第 1 版		□印次 2023 年 11 月第 1 次印刷	
□书　　号	ISBN 978-7-5487-5513-5			
□定　　价	68.00 元			

图书出现印装问题, 请与经销商调换

译者风采

主审　吴忠仕　主任医师、教授、博士生导师

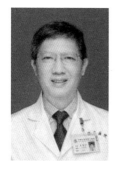

中南大学湘雅二医院心血管外科副主任、教研室主任。兼任中国解剖学会血管分会常委；国家心血管病专家委员会先心病委员会委员；湖南省预防医学会先天性心脏病防治专业委员会主任委员等。获"第九届国家卫生健康突出贡献中青年专家""湘雅名医""三湘好医生"等荣誉称号。获湖南省自然科学奖一等奖、湖南省医学科学奖一等奖等；主持国家重点研发计划课题1项，国家"863计划"子课题1项，国家自然科学基金面上项目2项，湖南省科技重大专项2项；发表SCI论文30余篇，获国家发明专利8项。

主审　何怡华　主任医师、教授、博士、博士后导师

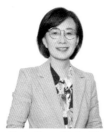

首都医科大学附属北京安贞医院心脏超声医学中心主任、"胎儿心脏病母胎医学研究"北京市重点实验室主任等。兼任国家人口与健康数据平台胎儿心脏首席专家、中国妇幼保健协会胎儿心脏病防治专业委员会第一届主任委员、中国医师协会医学遗传医师分会

妇幼保健专业委员会第一届委员会副主任委员等。获教育部科学技术进步奖二等奖1项，北京市科技进步三等奖1项目，主持科技部"十二五""十三五"国家重点研发计划和项目、国家自然科学基金、北京自然科学基金等多项。发表SCI论文70余篇。

主译　卢婷　外科学博士，主治医师

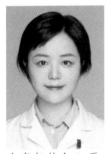

中南大学湘雅二医院心血管外科体外生命支持中心主治医师。兼任美国心脏协会（AHA）心血管急救培训中心BLS导师，中国生物医学工程学会体外循环分会婴幼儿学组委员；湖南省预防医学会先天性心脏病防治专业委员会委员。主持湖南省自然科学基金青年基金1项、湖南省卫生健康委一般指导课题1项等。参与国家自然科学基金面上项目2项、湖南省科技重大专项项目1项、国家重点研发计划子项目1项、湖南省科技厅社发领域科技支撑计划联合攻关项目1项。发表SCI论文4篇，参与编写专著6部。获国家发明专利及实用新型专利各1项，获湖南省医学科技奖一等奖1项。

主译　钱涛　临床医学博士

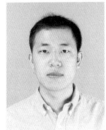

中南大学湘雅二医院心血管外科医师。近年以第一作者发表学术论文6篇，多次参与国内学术会议交流。参与国家自然科学基金面上项目1项、国家重点研发计划子项目1项。深度参与2019年湖南省出生缺陷协同防治重大科技专项"先天性心脏病产前产后诊疗一体化研究及推广应用"。

中文版译序

　　胎儿心脏病学正在我国兴起，但尚未形成规范化专业体系。随着胎儿超声心动图检测的广泛开展，心脏缺陷产前检出率不断提高，胎儿心脏病学的重要性日益彰显。国内各大心脏中心相继尝试开展的胎儿心脏病多学科联合诊疗、产前产后一体化诊疗等模式，即是对胎儿心脏病学的初步探索。译者作为先心病外科医生，在近十年的先天性心脏病产前产后诊疗一体化研究及实践中切实体会到发展胎儿心脏病学的迫切性。

　　胎儿心脏病学涉及母胎医学、产科学、心脏病学、遗传学、儿科及新生儿科学、影像学等多个领域学科，需要广泛的知识储备和经验积累。此手册是由两位在胎儿医学和儿童心脏病学领域享有盛誉的英国资深专家撰写而成，其内容不仅涵盖胎儿心脏病病因学、诊断，而且包括更广泛的临床评估技能。其科学性、新颖性、实用性与我国当前胎儿心脏病学的发展需求高度契合。现将此手册翻译出版，望能惠及广大读者，特别是相关学科的一线临床工作者。

　　特别感谢中南大学湘雅二医院杨一峰副院长、超声科周启昌教授、产科黄健教授、新生儿科贺晓日教授以及湖南省妇幼保健院遗传科王华教授、超声科骆迎春主任等对此译稿的审阅、修正。感谢湖南省出生缺陷协同防治科技重大专项(2019SK1015)对此工作的支持。

望此书与君共勉,翻译不足之处不吝指正。

吴忠仕

2022 年 10 月

第一版前言

　　作为胎儿医学和产科医学的核心，胎儿心脏病学对我们理解和观察胎儿疾病以及认识先天性心脏病起着至关重要的作用。成年先天性心脏病患者越来越多，然而却很少有资料以简明的形式来描述其发育、产前诊断和治疗。作为产前诊断、监测和治疗以及儿童疾病管理方面的专家，作者拥有丰富的实践经验，完全有资格撰写一本令人惊叹的手册，以清晰、简洁、全面的方式涵盖该主题。

LawrenceImpey

产科和胎儿医学顾问

约翰·拉德克里夫医院，牛津

2009 年

　　胎儿心脏病学是一门年轻的临床学科，高分辨率超声的发展使之得以快速发展。在 20 世纪 80 年代初期，人们希望通过对被预判为胎儿心脏畸形高风险的孕妇进行胎儿心脏的详细扫描来发现结构性心脏畸形。然而，无论孕妇是否为高风险，事实很快证明大多数胎儿心脏缺陷都是在孕中期常规产检中被发现,这意味着胎儿心脏病学从其发展早期就是一门主要由产科超声医生、胎儿医学医生和儿科心脏病学专家合作的学科。

因此,这本手册由胎儿医学和儿科心脏病学专家共同撰写而成十分合理且具有象征意义。他们观点的综合性在该主题广泛又合乎逻辑的方法中显而易见,这不仅反映了胎儿心脏诊断的"真实"实践经验,而且还反映了在咨询过程中非常重要的临床评估。本书将惠及广大读者,尤其是涉及胎儿医学、产科、儿科心脏病学和成人先天性心脏病的超声医生、护士和医生。

这本适时的手册,尽管内容简明、无装饰,却能达到 300 多页,这可以作为胎儿心脏病学这个年轻学科的实践、知识和重要性快速增长的证明!

Ian Sullivan

心脏病学顾问

伦敦大奥蒙德街儿童医院

2009 年

第二版前言

胎儿心脏病学与产科和儿科密切相关。先天性心脏病的产前检出率正在增加。心脏在胎儿生长受限等疾病的诊断、监测中可能发挥的作用也在增加。这本手册对所有接触胎儿心脏病学领域的人来说都是无价之宝。他由两位在胎儿心脏病宫内、产后和儿童时期的筛查、诊断、监测和治疗方面拥有丰富实践经验的专家撰写并更新。本手册对胎儿心脏病学进行了很好的介绍，应该是胎儿医学和超声医生的必备读物。

LawrenceImpey

产科和胎儿医学顾问

牛津大学医院

2018 年

本手册的第二版适时出版，证明了胎儿心脏病的日益重要。新版本沿用了第一版的格式，核心仍然是结构性心脏缺陷的识别和评估，但也更广泛地涵盖了胎儿医学关注的心脏方面。可以说，过去十年医学最重要的发展是对发育和疾病遗传决定因素日益深入的识别。此版本包含了当前与胎儿心脏病相关的产前遗传学评估的适当扩展描述。目前先进的胎儿心脏成像技术也包括在此版本内，尽管计算机技术的持续发展使得常规超声的分辨率仍在稳步提高，进而为胎儿心脏生理的微妙之处提供最细致的评估。总之，这个受欢迎的新版本成功地更新了支持和指导胎儿心脏病学相关多学科从业者所需的简明核心信息。

Ian Sullivan

儿科和胎儿心脏病学顾问(退休)

伦敦大奥蒙德街儿童医院

2018 年

第一版序言

　　近二十年来，胎儿心脏病学已经从通过超声识别正常和异常胎儿心脏结构的技术发展成为一门独立的专业。超声仍然是诊断和管理的核心，以至于所有从业者都必须熟悉它且至少有能力使用它。胎儿心脏病学专业的性质意味着需要许多来自不同学科的专业人士参与其中，并且需要拥有一些不是他们主要专业领域中的知识。胎儿心脏病学现在所涉及的远不止是确认胎儿心脏的正常状态或者诊断异常结构。本手册旨在以一种易于理解的形式汇集足够的信息，帮助不同学科的专业人员对胎儿心脏疾病的诊断、治疗及其局限性有一个全面的认识。我们希望这本书对所有参与胎儿心脏评估或母胎医学的人员都具有实用的临床价值。

Nick Archer

Nicky Manning

牛津

2009 年

第二版序言

即使到 2018 年，超声仍然是定义胎儿心脏解剖和功能的标准方法，其诊断的期望值和准确性不断提高，这也是我们替换第一版中的大部分图像的原因。

然而，对胎儿心血管系统的评估不仅有超声心动图，我们希望在这个新版本中再次强调这一要点。

感谢相关专业的同事们为此书的宝贵付出，既感谢他们的临床贡献，也感谢他们不懈的热情和鼓励；没有他们，我们可能仍无法完成此书。

特别感谢 Deirdre Cilliers 博士(遗传学顾问，牛津)、David Black 博士(胎儿和儿科心脏病学顾问，南安普顿、牛津)、Alex Jones 博士(小儿心脏病学顾问，牛津)和David Lloyd 博士(临床研究员，伦敦 Evelina 儿童医院)，不仅因为他们拓宽了我们的视野，还因为他们在某些章节中宝贵的写作贡献。

与第一版一样，我们希望本书将作为易于理解的临床指导工具书，使来自不同学科的专业人员了解胎儿心脏病学的范畴和局限性，并将其适当地融入临床工作中。

Nick Archer

Nicky Manning

牛津

2018 年

目 录

第 1 章

引　言

- ❖ 胎儿心脏病学的作用
- ❖ 胎儿心脏病学的范畴
- ❖ 胎儿心脏病学的局限性

胎儿心脏病学的作用

胎儿心脏病学在胎儿保健的许多领域都有重要作用，包括：
* 胎儿心脏病的诊断和管理：
    - 这是胎儿评估的重要组成部分，因此与产前诊断、母胎医学、遗传学、新生儿学、儿科心脏病学和心脏外科学等密切相关
* 胎儿心脏评估必须与这些相关专业密切交流，理想状态下应在同一医院内。
* 相关专业人员之间的交流、以及与亲属之间的沟通是为胎儿提供最佳管理的关键。
* 重要的是，相关学科的专业人员应理解胎儿心脏评估的范畴和局限性。

胎儿心脏病学的范畴

以下内容是心脏相关胎儿保健的组成部分：

- 胎儿筛查通常由超声医生或产科医生进行，但胎儿心脏病学专家需要参与对他们技能的培训、更新和保持。
- 为风险升高人群诊断或排除结构性先天性心脏病（congenital heart diseases，CHD）。
- 胎儿心律失常的评估和管理。
- 在不同的情况下评估心脏功能性疾病。
- 心脏评估可能非常有助于判断是否存在综合征。
- 针对心脏诊断及其对胎儿产前、产后的影响进行详细的咨询是心脏细致评估的必要组成部分。
- 允许父母在知情的情况下对侵入性检查和是否继续妊娠进行决策。
- 制定妊娠管理计划，偶尔进行胎儿干预。
- 制定详细的分娩计划。
- 预先提醒参与新生儿管理的人员。
- 制定一个产后计划。
- 帮助讨论后续妊娠中复发胎儿 CHD 的风险。

胎儿心脏病学的局限性

亲属和专业人员需要意识到，即使是专家进行胎儿心脏评估也存在局限性：

- 对患者和医师而言都需要花费大量的时间。
- 胎儿超声心动图诊断并不总是正确或完整的。
- 超声图像质量受以下因素影响：
  - 孕妇体重指数
  - 孕周
  - 胎位
  - 胎儿数量
  - 羊水量
- 部分病变难以诊断且无法完全排除，如主动脉缩窄（coarctation of aorta，CoA）、完全性肺静脉异位引流（total anomalous pulmonary venous drainage，TAPVD）、冠状动脉畸形。
- 对于宫内发现的病变，并不一定能够给出准确的预后分析。
- 正常变异和临床意义不明的发现会引起不必要的焦虑。

第 2 章

胎儿心脏病的病因学

引言

- CHD 的发病率在活产儿中约为 8‰，在胎儿群体中更高。
- 病因学：
  - 环境因素
  - 遗传易感性
  - 越来越多特定的遗传原因正在被确定
- 表观遗传因素可能会改变心脏病变的表型。
- 约 40% 的 CHD 合并额外的心外畸形：
  - 结构性
  - 综合征
  - 染色体
  - 微阵列异常
- 血缘关系是胎儿畸形的危险因素，包括心脏畸形。
- 产前明确病因可以提供更准确的咨询。
- 咨询的内容包括：
  - 心脏病变，及其在宫内、产后的演变
  - 远期预后
  - 合并心外畸形的风险
  - 在后续妊娠中复发的风险
- 尽管这一领域的知识不断增加，但大多数情况下仍无法确定具体原因。

母体因素

　　父母任意一方的任何由基因决定的畸形都明确会增加后代患病的风险。其他父系因素是否相关尚不清楚。

　　一些母体因素会增加胎儿患 CHD 的风险。

糖尿病

- 1 型糖尿病(孕前糖尿病)将 CHD 的风险增加至 3%~5%:
  - 高血糖会改变神经嵴细胞的增殖和迁移
  - 孕早期血糖控制不佳会增加所有畸形的风险,包括心脏畸形。
- 妊娠期间使用二甲双胍控制的 2 型糖尿病的风险难以评估,可能同样取决于孕早期的血糖控制情况:
  - 如果需要在孕早期使用胰岛素治疗,则胎儿 CHD 的风险可能与 1 型糖尿病相似。
- 根据定义,妊娠期糖尿病患者在孕早期的血糖水平应该正常,但之后逐渐升高,因此胎儿 CHD 的风险会增加。
- 所有糖尿病患者在妊娠期间血糖控制不佳都会增加胎儿高胰岛素血症、巨大儿和相关肥厚型心肌病的风险,心肌的肥厚会在出生后自发消退。
- 在糖尿病母亲的胎儿中发现的特定心脏病变包括:
  - 室间隔缺损(ventricular septal defect, VSD)
  - 大动脉转位(transposition of the great arteries, TGA)
  - 右心室双出口(double outlet right ventricle, DORV)
  - 内脏异位
  - 左 心 发 育 不 良 综 合 征 (hypoplastic left heart

syndrome，HLHS）

 – 共同动脉干

苯丙酮酸尿症

- 苯丙酮尿症（phenylketonuria，PKU）是一种常染色体隐性遗传单基因病，可导致母体苯丙氨酸（可通过胎盘屏障并具有致畸性）水平升高：

  – 若母体未控制饮食，CHD 的风险会增加 10%~15%

  – 同时存在发育迟缓和小头畸形。

- 与 PKU 相关的心脏畸形包括：

  – 法洛四联症（tetralogy of Fallot，TOF）

  – CoA

  – VSD

  – 复杂畸形

治疗性母体药物暴露

可以通过胎盘屏障的母体药物会增加包括心脏在内的所有结构畸形的风险，包括：

- 抗惊厥治疗

- 锂剂

- 血管紧张素转换酶（angiotensin-converting enzyme，ACE）抑制药

- 抗抑郁药

- 非甾体类抗炎药（non-steroidal anti-inflammatory drugs，NSAIDs）

- 维甲酸。

抗惊厥治疗

- CHD 的风险或许没有既往认为的那样高，特别是在孕前使用了高剂量叶酸的情况下：

  – 评估致畸风险时必须综合权衡怀孕期间（和之

　　后)癫痫的发病率和病死率。

- 需要综合治疗的孕妇的风险更高。

- 致畸风险:丙戊酸钠>苯妥英>卡马西平>苯巴比妥,
  且可能存在剂量依耐性。

- 如拉莫三嗪等新药可能不会增加 CHD 的风险,因
  此在合适的情况下应该作为首选药物。

- 心脏病变包括:
  - VSD
  - 房间隔缺损(atrial septal defect,ASD)
  - 肺动脉狭窄(pulmonary stenosis,PS)
  - 主动脉狭窄(aortic stenosis,AS)

锂剂

- 既往认为锂剂是高风险因素,特别是对于 Ebstein
  畸形,但最新研究没有证实这一说法,因此现在认
  为相关风险较低。

ACE 抑制药

- ACE 抑制药广泛用于母体高血压治疗,但是由于与
  胎儿疾病相关,因此应在孕中期、晚期停用。

- 最新证据表明在孕早期使用 ACE 抑制药可能会致
  畸,可能是通过诱发胎儿低血压而导致包括心脏在
  内的多种畸形。

抗抑郁药

- 选择性 5-羟色胺再摄取抑制药(selective serotonin
  re-uptake inhibitors,SSRIs)被广泛使用且似乎是安
  全的,但帕罗西汀可能与 ASD 和 VSD 的发病率增
  加有关。

- 相关研究提供了相互矛盾的信息,但总体而言,风
  险即使存在也很小,应该优先考虑孕产妇健康。

非甾体抗炎药(NSAIDs)

- 非甾体抗炎药物特别用于早产儿以促进未能自然闭

合的动脉导管闭合。

- 孕期使用此类药物存在导致宫内胎儿动脉导管早闭的风险，进而对胎儿血流动力学产生严重影响，包括：
  - 右心功能衰竭
  - 水肿
  - 肺血管发育相关并发症
- 当此类药物在产前用于保胎时，在使用的第 1 周进行监测至关重要：
  - 若停用 NSAIDs，引发的变化是可逆的。
- 使用 NSAIDs 进行产妇镇痛（可能在院外购药）也有类似的风险。

维甲酸（视黄酸）
- 一种用于治疗痤疮的维生素 A 衍生物。
- 其致畸性被广泛认可，包括以圆锥干和主动脉弓部畸形为主的心脏畸形。
- 建议女性在完成维甲酸治疗后避孕至少 1 个月。

非治疗性药物暴露

非治疗性药物暴露风险难以定义，部分原因是药物剂量和时间等信息可能是不完整的。

酒精
- 妊娠早期饮酒很常见，可能会增加胎儿患 CHD 的风险。
- 长期大量饮酒会致畸，且可能导致胎儿酒精综合征并发包括心脏在内的多种畸形。
- 孕早期酗酒的风险最高。
- CHD 的风险取决于摄入量和时间：
  - 在胎儿酒精综合征的情况下高达 30%
  - 主要导致间隔缺损和 TOF

- 乙醇可能会干扰蛋白质的合成。

可卡因和大麻

- 众所周知,可卡因和大麻药物难以量化并且可能被低估,但通常认为会增加风险。

母体感染

- 孕早期有发热疾病史则患 CHD 的风险增加 2 倍,特别是梗阻性病变。

风疹

- 除了增加耳聋和白内障的风险外,孕妇感染风疹同样增加 CHD 的风险。
- 若在孕早期感染,则胎儿出现先天畸形的风险高达 80%。
- 风疹疫苗接种可能与先天畸形有关,因此在妊娠期间应禁忌接种。

单绒双胎

详见第 23 章。

辅助生殖

风险难以阐明,特别是辅助生殖中相当一部分是多胎妊娠,而多胎本身就具有一定风险,详见第 23 章。

遗传因素

- 即使在没有可识别的遗传病因的情况下：
    - 在一次 CHD 胎儿妊娠后，第二次妊娠中复发的风险从约 1%（8 ∶ 1000）的基础风险上升至 2%~3%
    - 对于已有 2 次 CHD 胎儿妊娠史的孕妇，风险上升至 10%
    - 如果父母患有 CHD，子女患病的风险在 3% 到 20% 之间，具体风险取决于具体病变，且母亲患 CHD 带来的风险高于父亲
    - 约 50% 再次出现的心脏病变与家族中先证者相同
- 总体而言，30%~40% 产前诊断的 CHD 合并有心外畸形。

遗传原因

基因组

- 每个细胞有 23 对染色体：
  - 22 对常染色体
  - 1 对性染色体。
- 每对染色体都是从父母双方继承而来。
- 这些染色体携带大约 21000 个基因。
- CHD 的遗传原因可以是异常的：
  - 染色体，或
  - 单基因
- CHD 的遗传原因可能是：
  - 孤立的心脏畸形，或
  - 包括心外畸形(综合征)
- 遗传学异常通常是新发的，但也可以遗传自父母。
- 遗传的基因组可表现出不同的外显率，因此在父母体内即使有遗传学异常也可能没有明显的临床表现。
- 如果家族中存在已知的遗传疾病，则可能实现产前遗传学诊断。

染色体畸形——综合征

数量(非整倍体)

- 人类的二倍体染色体有 46 条，这个数目的任何改变都是非整倍体。
- 改变通常是由于细胞分裂时染色体未分离，可以影响到常染色体(1~22 号)或性染色体(X 和 Y)。

- 所有的染色体非整倍体畸形都与 CHD 和其他结构畸形密切相关，其中许多畸形都可以在产前诊断（表 2.1）。
- 三倍体畸形有一条额外的染色体（46+1），而单倍体畸形有一条染色体缺失（45）。
- 非整倍体畸形是最常见的产前诊断的染色体畸形。
- 常见的非整倍体畸形见表 2.1。

表 2.1　常见染色体非整倍体畸形和相关心脏畸形

综合征	染色体畸形	发病率（活产儿）	并发心脏畸形的概率	常见的心脏畸形
Down 综合征	+21	*1：700	40%～50%	房室间隔缺损 VSD ASD TOF
Patau 综合征	+13	*1：9500	80%	ASD VSD 复杂畸形
Edward 综合征	+18	*1：6000	100%	VSD ASD DORV 瓣膜发育不良
Turner 综合征	XO	*1：2500	35%	主动脉瓣二瓣畸形 CoA HLHS

* 风险随孕妇年龄增加而升高

结构

- 此类畸形包括染色体的微缺失、微重复、易位和其他重排。

- 染色体的缺失更常与 CHD 相关, 缺失的长度决定了是否可以用显微镜观察到或需要特定的分子细胞遗传学技术检测。

- 核型分析(详见第 8 章)可检测较大的缺失。

- 微阵列分析(详见第 8 章)可检测更小的缺失, 因此是首选检查。

- 荧光原位杂交技术(fluorescence in situ hybridization, FISH。详见第 8 章) 可用于寻找特定的染色体畸形, 如 22q11 畸形。

- 许多微缺失或微重复是新发的, 且一些心脏畸形可能无法产前诊断, 如主动脉瓣上狭窄和肺动脉分支狭窄。

- 若有一位有染色体结构畸形的亲属, 则可能可以在产前明确诊断。

- 迄今为止发现的结构性染色体畸形包括表 2.2 中所列, 其中:
  - 22q11 微缺失(DiGeorge 综合征)是宫内最常见的结构性染色体畸形
  - 22q11 微重复被越来越多的检测到, 其特征与 22q11 微缺失相似
  - Williams(Beuren)综合征很少在产前被考虑

表 2.2　CHD 相关的结构性染色体畸形示例

综合征	染色体畸形	并发心脏畸形的概率（活产儿）	常见的心脏畸形
1p36 缺失综合征	1p36 缺失	40%~70%	众多结构畸形 儿童心肌病
Williams综合征（1:10000）	7q11 缺失	>80%（1:10000）	主动脉瓣上狭窄 肺动脉瓣上狭窄
Kleefstra综合征	9q34 缺失	50%	ASD、VSD TOF CoA 主动脉瓣二瓣畸形 PS
Jacobsen综合征	11q23 缺失	56%~70%	VSD 房室瓣畸形 CoA HLHS 复杂畸形
DiGeorge综合征	22q11 缺失	85%（1:4000）	TOF 主动脉弓中断 肺动脉闭锁+VSD 共同动脉干
猫眼综合征	22q11 微重复	60%~70%	TAPVD ASD PDA TOF 复杂畸形

染色体畸形——非综合征

- 染色体微重复和缺失越来越多的被发现与孤立性心脏畸形相关。
- TOF 常与这些染色体异常相关。
- 许多微缺失和复制也可以出现在综合征性病变中，表明其表型的变异性。
- 其他家族成员可能存在非外显或综合征的表型。
- 微阵列分析可以识别此类染色体畸形（详见第 8 章）。
- 此类染色体畸形可以通过全基因组测序识别，既可能是有目的性的检测也可能是偶然的发现。

单基因病——综合征

- 综合征型 CHD 涉及许多单基因病（表 2.3）。
- 可能遵循常染色体显性遗传或隐性遗传、或 X 连锁遗传模式。
- 外显率和表达模式各不相同，许多为新发突变。
- 若有一位家庭成员明确有突变，则可能可以在产前明确诊断。
- 单基因检测（DNA 测序）通常用于确认患者是否存在临床可疑的病变。
- 基因 Panel 检测（高通量测序）越来越多的用于检测单基因病，如 Noonan 综合征。
- 未来全基因组测序将越来越多地用于监测这些疾病。
- 在多个致病基因的综合征型 CHD 中具有基因–表型相关性，这可能有助于指导临床管理：
  - 例如，PS 常见于由 PTPN11 或 SOS1 基因突变引起的 Noonan 综合征患者，而 RAF1 或 RIT1 基因突变则更可能与心肌病相关。
- 明确诊断将有助于判断后续妊娠中的复发风险：
  - 这将会促使进行产前检测或者植入前基因诊断
- 表 2.3 列出了一些常见与 CHD 相关的单基因病。

表 2.3　CHD 相关的单基因病示例

综合征	相关基因	并发心脏畸形的概率	常见的心脏畸形
CHARGE 综合征	CHD7	75%~80%	TOF 房室间隔缺损 主动脉弓部病变
RAS 病变 (最常见 Noonan 综合征)	多个基因 (PTPN11 最常见)	Noonan：80% Costello：45%~60%	PS 肥厚性心肌病 (Noonan 和 Leopard) 心律失常 (Costello) ASD、VSD
Alagille 综合征	JAG1	93%	PS TOF 肺动脉闭锁 ASD、VSD 复杂畸形
Holt-Oram 综合征	TBX5	75%	ASD、VSD 传导系统异常
Ellis-van Creveld 综合征	EVC	50%~60%	ASD 房室间隔缺损 永存左上腔静脉
VACTERL 综合征	未知基因	75%	ASD、VSD TOF
结节性硬化症 (详见第 20 章)	TSC1 TSC2	约 50% 的婴幼儿有心脏肿瘤	心脏横纹肌瘤，通常多发

单基因病——非综合征

- 非综合征型 CHD 可由单基因疾病或多因素遗传模式导致。

- 许多与孤立心脏畸形有关的基因表达不完全或不表达使得诊断复杂化。

- 许多与非综合征型 CHD 相关的基因也与综合征型单基因病相关，表明表型的变异性。

- 若有两个或多个一级、二级亲属有先天性心脏畸形，需考虑排查这些基因。

- 心脏相关基因组检测或全基因组测序可用于鉴定相关突变，尽管这些突变仍然只在少数患者中被发现。

- 非综合征型 CHD 相关的基因，如 NKX2.5 基因通常会导致常染色体显性遗传的 ASD 和房室传导异常，但也会导致在胎儿中可检测到的病变。

合并心外畸形的风险

- 在临床实践中,胎儿心脏畸形或任何心外畸形都应该考虑是否存在潜在的遗传原因。

- 如果发现心脏畸形,重要的是明确这是"孤立性"问题还是合并有其他结构上、染色体或者综合征型的心外畸形。

- 部分心脏畸形与心外畸形有较强的关联性,也有些关联性不强,在文框 2.1、文框 2.2 和表 2.4 中进行了总结。

文框 2.1　与心外畸形关联性较低的心脏畸形

- TGA
- 左心室双入口
- HLHS
- PAIVS
- TAPVD
- 先天性矫正型 TGA
- Ebstein 畸形

文框 2.2　与心外畸形关联性较强的心脏畸形

- 房室间隔缺损(atrioventricular septal defect, AVSD)
- VSD
- TOF(包括肺动脉瓣缺如综合征)
- 肺动脉闭锁合并 VSD
- 共同动脉干
- 主动脉弓中断(interrupted aortic arch, IAA)
- CoA
- 肺动脉瓣发育不良

表 2.4　特定心脏畸形合并的心外畸形

心脏畸形	心外畸形的风险	常见的综合征
AVSD	>50%	21、13、18-三体综合征 其他多种综合征
VSD	10%~20% （取决于缺损位置）	21、13、18-三体综合征 22q11 微缺失综合征 其他结构性畸形
TOF （包括 APV 综合征）	6%~20%	21、13、18-三体综合征 22q11 微缺失综合征 Alagille 综合征 VACTERL 综合征 CHARGE 综合征 其他结构性畸形
肺动脉闭锁 合并 VSD	>25%	22q11 微缺失综合征 Alagille 综合征
共同动脉干	40%	22q11 微缺失综合征
IAA	10%~25%	22q11 微缺失综合征
CoA	10%	Turner 综合征
肺动脉瓣 发育不良	>50%	Noonan 综合征

先天性心脏病的预防

- CHD 的一级预防仍是挑战。
- 特定的原因是可以避免的：
  - 科普近亲结婚的风险
  - 避免已知的致畸药物
  - 保持高的风疹免疫率
- 有证据表明，大剂量的叶酸可降低高达 50% 的 CHD 复发风险。
- 补充叶酸可能也能降低 CHD 的严重程度。

健康和疾病的发育起源

- 胎儿体内存在某种机制可以影响器官发育,以应对某些因素的变化。

- 这些因素可能包括:
  - 胎盘功能的改变
  - 单绒双胎共享胎盘功能(详见第23章)
  - 孕妇健康状态和营养状态的改变

- 相关的特定影响因素众多,包括:
  - 代谢底物,如葡萄糖、氨基酸、维生素、微量元素、氧
  - 激素信号,可能受母体环境刺激产生

- 妊娠动物体内这些影响因素的改变会导致胚胎器官的生长发育发生显著变化,有时会对其结构和功能产生终生影响,从而改变后代的表型。

- 包括DNA甲基化在内的表观遗传机制可能会改变基因表达,因此被认为是造成表型改变的原因之一。

- 这些机制可以允许重要器官的优先发育,例如在生长受限胎儿中的"脑保护效应",使胎儿头部相对更大但身体较小。

- 这些变化的长期作用被称为"发育程序化",最终可能会:
  - 适应,进而改善健康和生存状态,或
  - 不适应,进而导致器官功能不全和(或)疾病

- 这种权衡也可能发生于器官内部。

- 生长迟缓的胎儿可能肾单位密度较低而肾单位代偿肥大,导致肾脏大小与正常胎儿相似,但他们更容

易出现早期高血压和后期肾衰竭。
- 许多人类疾病被认为是发育程序化适应不良而导致的。
- 可能受发育程序化影响的心血管疾病包括：
    - 高血压
    - 冠心病
    - 卒中
    - 动脉粥样硬化
- 患 CHD 的胎儿可能更容易受发育程序化的影响，他们可能有：
    - 低出生体重
    - 异常的脑–胎盘阻力比，以促进脑保护效应
    - 显著异常的血流动力学状态，特别是动脉导管依耐性畸形和 TGA

第 3 章

病史和检查

❖ 病史

❖ 检查

病史

引言

　　胎儿心血管系统的评估应从了解足够的准确信息开始，以便进行详细全面的评估，以便实施恰当的管理和咨询。在进行评估之前，或者在转诊至胎儿心脏病学门诊之前，应考虑了解 3 个方面的病史信息。以下大部分信息都应该可以从产科病历中得到，但具体细节通常需要进一步明确。

父母病史

　　可能影响评估的信息包括：

父母双方

　　必要时通过其他亲属或口译员的帮助来获取相关内容要点，包括：

* 阐明进行评估的原因、限制和期望。
* 父母是否有血缘关系，特别是在：
  - 异构状态
  - 胎儿心肌病
  - 胎儿多系统的结构畸形
* 父母任一方是否存在以下情况：
  - 心脏相关的常染色体显性遗传病，胎儿很可能出现心脏畸形
  - 可以在胎儿期检测的常染色体显性遗传心脏病，例如长 QT 间期综合征（long QT syndrome, LQTS）
  - CHD——胎儿患 CHD 的风险因具体病变和父母

哪方患病而不同(详见第 2 章)

- 如扩张型心肌病、孤立性二尖瓣脱垂、致心律失常性右心室心肌病等获得性心肌病都具有很强的遗传成分，尽管后两者很少在儿童中发现

• 既往已有患有 CHD 的孩子，复发的风险取决于病因(详见第 2 章)。明确患病孩子的具体诊断和结局对咨询很重要。

母亲

与宫内环境相关的要点包括：

• 糖尿病——包括目前或既往的妊娠期糖尿病(详见第 19 章和第 24 章)。

• 孕早期明确或可疑的病毒感染可能与胎儿结构性畸形相关；后期感染可能导致心肌炎、心肌病或水肿。

• 风疹的免疫状态。

• 妊娠期药物暴露，包括乙醇。

• 可能损害胎儿心血管系统健康的疾病：
  - 高血压
  - 胶原血管病，可能是亚临床状态，但与胎儿心脏传导阻滞和心肌功能障碍相关
  - 甲状腺功能亢进，导致胎儿心动过速(通常是窦性)

父亲

已知与胎儿 CHD 的风险或类型相关的因素中，特定与父亲相关的因素尚不明确；父亲年龄与胎儿 CHD 风险之间的关系存在相互矛盾的证据。各种辅助生殖技术与胎儿 CHD 风险之间的关系复杂；母亲或父亲相关的因素可能很重要，但这些信息被认为是保密信息，将之作为临床胎儿心脏评估的一部分不是公认的做法。

家族史

提供的许多信息碎片与胎儿患心血管疾病的风险无关，反而往往增加父母和专业人员的警觉和焦虑。以下几个方面应当被考虑：

- 目前认为，胎儿远于 1 级以上的亲属患结构性 CHD 不会增加胎儿 CHD 的风险，但超过一个 2 级亲属患病则肯定或很可能会影响胎儿，需仔细评估且个体化考虑。
- 更大范围的家族中有遗传背景的获得性心脏病可能会影响胎儿，如扩张性心肌病。
- 胎儿 1 级以上的亲属患有综合征或先天性心外畸形不太可能增加胎儿 CHD 的风险，但详细信息应当予以明确。

少数情况下，在权衡利弊后决定是否需要对家庭的其他成员进行医学评估，如胎儿的兄弟姐妹、父母的兄弟姐妹。这可能很敏感，通常最好等到怀孕后，但胎儿可疑以下诊断时应进行：

- LQTS（详见第 17 章）
- 完全性心脏传导阻滞（详见第 17 章）
- 马凡综合征或者更常见的 Loeys-Dietz 综合征，因为马凡综合征在胎儿心脏或系统筛查中很罕见。

妊娠史

如果有以下信息则应记录在案，信息缺失也应记录：

- 母亲患高血压、糖尿病。
- 辅助生殖。
- 单胎还是多胎妊娠；多胎的绒毛膜和羊膜关系（详见第 23 章）。

- 接受的筛查：颈项半透明层（nuchal translucency，NT）、孕早期的房室瓣反流（特别是三尖瓣）、生化指标、常规畸形筛查。
- 孕周及计算方式。
- 任何已知或可疑的胎儿异常。
- 胎儿染色体核型。

检查

引言

父母可能有医疗记录,有时只能从这些记录中获得重要信息。很少会需要对父母进行体格检查,但大体观察可以提供与胎儿心脏评估相关的诊断线索。考虑从医疗记录中获得的父母体征(详见第 3 章),但与父母在诊所见面可能会提供额外的重要信息。

父母

需留意观察:

- 可能存在的未被发现的综合征。
- 在胎儿心脏门诊,应首先假设父母存在以下情况:
  - Noonan 综合征
  - 结节性硬化症
  - Alagille 综合征
- 孕妇水肿(转诊至助产士或产科医生)。

其他家庭成员

其他家庭成员的体格检查仅在极少数情况下是必要或适当的(详见第 3 章),且最好转诊至遗传学家。

第 4 章

正常心脏

❖ 胚胎学

❖ 解剖学(超声心动图相关)

❖ 胎儿血液循环

胚胎学

- 在发育的前 20 天，人类胚胎没有心血管结构，通过扩散作用获得营养。

- 心脏的发育在受精后的第 3 周开始，到第 8 周末完成。

- 心脏在胚胎的第 22 天左右开始跳动。

- 胚胎的第 12 周时心脏长 8 毫米，并已进入胸腔；此后经历一段时间的生长，到 20 周时长 20 毫米。

- 原始心管经过系列复杂折叠过程的旧理论如今已被取代，分子生物学证据证明在胚胎的第 3 周左右形成的原始心管涉及与不同生心区的融合：

  - 第一生心区起源自心脏新月体，并发育为左心室

  - 第二生心区与原始心管融合，并从其腹侧发育为右心室和流出道，从背侧发育为心房（也被称为第三生心区）

- 迁移的心脏神经嵴细胞进一步分隔共同动脉干为主动脉和肺动脉，并形成冠状动脉。

- 原始心管特定部位"气球样扩张"形成四个心腔。

- 同时，原始心管的祥化、分隔、旋转共同作用形成心脏及正常连接的血管；左右两侧分隔的心脏在胎儿时期并联运作，但在出生后能够串联运作。

与结构性心脏畸形的关联

心脏的发育是复杂的，并且在所有的阶段都容易受遗传和环境因素的影响，这些因素可以改变发育的进程并导致心脏畸形。

其中部分因素已被确定，如影响第二生心区的因素有：

- 22q11 染色体
- 母亲糖尿病。

解剖学(超声心动图相关)

引言

采用有序的方式描述心脏解剖结构,可以实现全面彻底的超声心动图检查。每个心腔和血管都有各自的识别特征,从而让我们得以鉴别每个结构。心腔和血管的鉴别不能总是简单的通过位置来猜测,必须尽可能的通过形态学特征来鉴定,这些形态学特征大多可以通过超声波发现。

心脏结构的鉴别使得心脏连接关系得以被描述,详见表4.1和图4.1。

表 4.1　心脏的正常连接

	右侧	左侧
静脉-心房	上、下腔静脉与右心房连接	肺静脉与左心房连接
心房-心室	右心房经三尖瓣与右心室连接	左心房经二尖瓣与左心室连接
心室-动脉	右心室与肺动脉连接	左心室与主动脉连接

正常胎儿心脏位置和轴向

- 胎儿心脏位于左侧胸腔,心尖朝左且在矢状面和冠状面上都大约呈45°。
- 正常胎儿中,形态学上左侧结构不仅位于左侧,同时还位于对应右侧结构的后方。

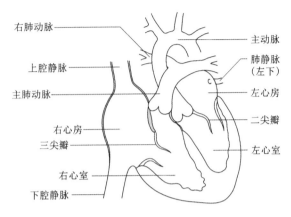

右肺动脉 —————

上腔静脉 —————

主肺动脉 —————

右心房 —————

三尖瓣 —————

右心室 —————

下腔静脉 —————

————— 主动脉

————— 肺静脉（左下）

————— 左心房

————— 二尖瓣

————— 左心室

图 4.1 心脏的正常连接示意图

- 因此心脏最后方是左心房(left atrium, LA)，位于脊柱和降主动脉前方。

心腔的超声心动图特征

右心房(right atrium, RA)

- 静脉窦：壁光滑的区域，接受来自上腔静脉(superior vena cava, SVC)、下腔静脉(inferior vena cava, IVC)和冠状静脉的血流。
- 前庭：另一个壁光滑的区域，延伸并支撑三尖瓣结构。
- 房间隔：包括卵圆窝底和房室间隔。
- 右心耳：宽且呈三角形，向前延伸以环绕主动脉的右壁。
- 下腔静脉瓣：将 IVC 进入 RA 的血液引流至卵圆孔。
- 冠状静脉窦：在房室沟上方开口汇入 RA。

右心室(right ventricle, RV)

(详见表 4.2)

- 入口瓣膜为三尖瓣，且：
  - 隔瓣叶相对于二尖瓣更靠近心尖。这种位置偏移是超声识别三尖瓣和 RV 的一种重要且快速的方法
  - 隔瓣叶下有腱索连接至室间隔
- 入口瓣膜(三尖瓣)和动脉出口瓣膜没有直接延续。
- 腔内有朝向心尖的调节束(moderator band, MB。又称隔缘肉柱)。
- 室间隔右室面的肌小梁相对于左室面的更粗大。
- 位于左心室的前方。

左心房(left atrium, LA)

- 是位于最后方的心腔。
- 左心耳——狭长的指状结构，与 LA 的开口较小。

左心室(left ventricle, LV)

(详见表 4.2)

- 入口瓣膜为二尖瓣，且：
  - 位置偏移，相较于三尖瓣距心尖更远
  - 没有与室间隔连接的腱索，只有通过乳头肌与左心室后壁连接的腱索
- 二尖瓣和动脉出口瓣膜有直接延续的纤维组织。
- 室间隔左室面的肌小梁细小。

表 4.2　超声检查可鉴别的左、右心室形态学差异

右心室	左心室
右前方	左后方
三尖瓣连接于室间隔	二尖瓣与室间隔不连接
三尖瓣更靠近心尖	二尖瓣更远离心尖

续表4.2

右心室	左心室
有调节束	无调节束
肌小梁粗大	肌小梁细密
三尖瓣与肺动脉瓣间有肌肉组织分隔	二尖瓣与主动脉瓣直接延续

房间隔和房室间隔的超声心动图特征

- 房间隔的特征在于其中部的卵圆孔：
  - 为血液从 IVC 流向 LA 提供通道
  - 其形态使得正常情况下会在出生后 LA 压力升高后闭合
- 房室间隔的特征是通过房室瓣膜的位置偏移来鉴别的，因此：
  - 产生一个左心室与 RA 直接相连的区域
  - 提供最直接鉴别二尖瓣和三尖瓣的方法（详见图 4.2）

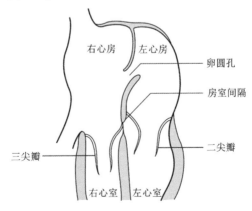

图 4.2　房间隔和房室间隔的示意图

室间隔的超声心动图特征

- 室间隔主要是肌肉组织，在三尖瓣和主动脉瓣之间有一小块纤维组织区域(膜周部间隔)。
- 室间隔的肌性间隔有许多不同的分类方法，包括：
  - 流入部——两个入口瓣膜之间的区域，位于膜周部间隔的后方
  - 心尖小梁部——延伸至心室的心尖部
  - 流出部——分隔左右心室流出道的区域

大动脉的超声心动图特征

鉴别大动脉的关键在于它们分支的模式。

肺动脉

胎儿肺动脉分为：

- 右肺动脉——图像显示比左侧肺动脉更长，通过主动脉弓的下方。
- 左肺动脉——图像显示更短，通过主动脉弓远端的前方。
- 动脉导管：
  - 起源于肺动脉主干的分支处
  - 比分支肺动脉更大
  - 将肺动脉直接连接至降主动脉上左锁骨下动脉分支的远端(主动脉弓血管异常起源，特别是右锁骨下动脉异常起源等情况，详见第 6 章)

主动脉

主动脉由升主动脉、主动脉弓(向气管左侧弯曲)和降主动脉。右位主动脉弓详见第 10 章。

- 在心脏的正常连接中，主动脉根部(及瓣膜)位于肺动脉瓣的右后方，并与肺动脉瓣成直角。
- 升主动脉在主动脉瓣上方形成左右冠状动脉。

- 主动脉横弓发出三个主要分支:
  - 右头臂干动脉,继续发出右锁骨下动脉和右颈总动脉
  - 左颈总动脉
  - 左锁骨下动脉
- 主动脉分支与主动脉瓣的距离远大于肺动脉共汇与肺动脉瓣的距离。
- 主动脉峡部位于左锁骨下动脉延伸到动脉导管进入降主动脉的位置之间,是主动脉弓最狭窄的部位。
- 降主动脉位于脊柱左侧,在膈肌水平位于 IVC 的后方。

胎儿血液循环

引言

- 胎儿体内血红蛋白浓度高于出生后血液循环中的浓度(高 50%)。
- 此外,与成人血红蛋白相比,胎儿血红蛋白对氧的亲和力更强。
- 这些差异使得胎儿在 LV 和升主动脉血氧饱和度 60% 时保持良好健康。
- 胎儿血液的氧合发生在胎盘。
- 胎儿血液循环优先为重要器官提供从胎盘返回的高氧合血液,同时仅允许少量血液到达肺部。

血液循环

胎儿的血流动力学目标通过 3 条在出生后会闭合的通道(详见图 4.3 和表 4.3)实现。

静脉导管

- 脐静脉中的高氧合血液有一半避开了肝脏,通过静脉导管汇入 IVC。
- 由于以下原因,这些血液优先通过卵圆孔进入 LA:
  - 静脉导管中血流的方向和流速
  - 血流进入 RA 后因下腔静脉瓣产生的角度

卵圆孔

- 在正常心脏中,卵圆孔因为前面阐述的机制、以及 LA 比 RA 更低的压力而保持开放。
- 在病理状态下,卵圆孔的通畅性可能会降低并造成严重后果。

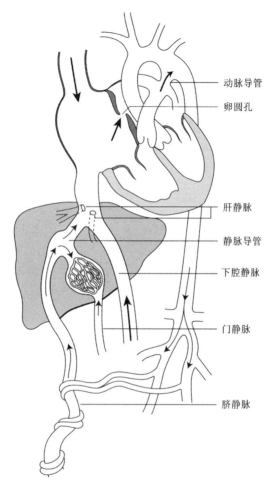

动脉导管
卵圆孔
肝静脉
静脉导管
下腔静脉
门静脉
脐静脉

（注：静脉导管、门静脉和肝静脉之间的解剖关系仅为示意图）

图 4.3 正常胎儿血液循环示意图

动脉导管

● 胎儿未膨开的肺的高血管阻力使得主肺动脉中 80% 的血液进入动脉导管，进而汇入降主动脉以供应下半身。

- 剩余 20% 的血液经分支肺动脉进入肺部,然后经四支肺静脉回到 LA。
- 冠状动脉、头部和颈部血管在动脉导管汇入前自主动脉发出,因此供应了含氧量最高的动脉血。
- 降主动脉位于动脉导管后,因此氧合最低的动脉血供应下半身并通过两条脐动脉回流至胎盘。
- 在 28~32 周,肺部的血流增加,而静脉导管内和经过卵圆孔的血流减少,以适应产后的变化。

表 4.3 胎儿通路总结

胎儿通路	解剖位置	血流动力学特点
静脉导管	脐静脉至 IVC	绕过肝脏
卵圆孔	RA 至 LA	充盈左心
动脉导管	主肺动脉至主动脉	绕过双肺

生理性变异

前面已对正常的胎儿循环进行了描述。两套平行的循环系统(肺循环和体循环),同时两者之间存在多条分流通路,允许胎儿在妊娠期间应对各种正常或病理刺激而调整器官血流。必要时,此方面的内容将在正文中讨论。

胎儿心脏作为泵血器官有效运作的能力取决于内在因素(心肌质量)和外在因素(如前负荷和后负荷)。这些因素在功能评估(详见第 18 章)和水肿章节(详见第 22 章)有更详细的讨论。

产后改变

- 一旦出生，气体交换的功能由肺部接管。
- 从胎儿（脐带–胎盘）循环向产后（肺）循环的转变涉及一些重要的变化，包括不再需要的胎儿分流通路的闭合（图4.4）。

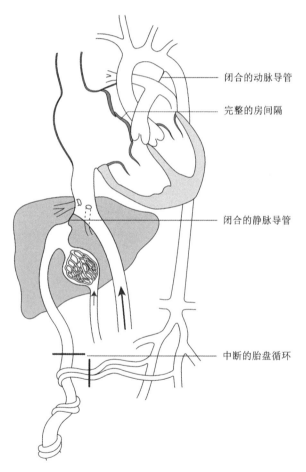

	闭合的动脉导管
	完整的房间隔
	闭合的静脉导管
	中断的胎盘循环

图 4.4　胎儿通路关闭后的产后血液循环示意图

- 当肺部膨张后，肺血管阻力会降低 10 倍，从而导致：
  - 肺血流增加，造成 LA 压力升高
  - 卵圆孔右向左的分流停止或短暂反向（静脉导管关闭时 RA 压力降低）
  - 体循环动脉血氧饱和度升高
  - 动脉导管开始闭合，闭合时间长达 4 天甚至更长，尤其是患有呼吸系统疾病的极度早产儿

胎儿超声心动图的指征

引言

- 活产儿中结构性 CHD 的发病率为 8 ∶ 1000：
  - 就咨询而言，通常使用的数据约为 1%
- 在胎儿中发病率更高，且心脏诊断偏向于：
  - 更复杂的病变
  - 同时合并节律异常的病变
  - 同时合并有结构性心外畸形或染色体异常的病变
- 常规扫描用于低风险人群的 CHD 筛查。
- "可疑畸形"作为详细超声心动图的指征可得到最高的畸形检出率。

进行详细心脏扫描的指征

已知的增加心脏畸形的因素都是进行详细心脏扫描的指征，其总结见表 5.1。

表 5.1　胎儿心脏扫描的指征

指征	胎儿 CHD 的风险
常规扫描中可疑有结构畸形	高
已有孩子(或胎儿)有 CHD	2%~3% 若已有 2 个则为 10%
父母有 CHD：	
母亲	6%(左心畸形更高)
父亲	2%~3%
孕妇糖尿病：	
1 型	3%~5%
2 型	不明确，取决于孕早期 HbA1c 浓度
妊娠期	可能不增加风险
颈半透明层增厚	5%~10%(详见第 21 章) 随厚度的增加而升高
心脏轴向异常	高
其他心脏相关的结构畸形(表 5.2)	各不相同
存在心脏相关综合征的风险(详见第 2 章)	各不相同

续表5.1

指征	胎儿 CHD 的风险
单绒毛膜双胞胎(单、双羊膜)	单绒双羊 4%~11%(至少一个胎儿患病) 单绒单羊则更高
致畸物质暴露: 　　部分抗惊厥药 　　乙醇 　　锂剂 　　维甲酸	各不相同
水肿(及孤立的心包腔+胸腔积液)	各不相同
心脏节律异常(快、慢、持续性不规律)	各不相同
母体抗 Ro 或抗 La 抗体阳性	2%~3%的风险出现完全性传导阻滞 较低风险出现心肌炎
母体使用 NSAIDs	各不相同,孕周相关(动脉导管收缩)
胎儿核型异常(详见第 2 章)	各不相同,但高
母体苯丙酮尿症	最高达 8%~10%,取决于控制情况
父母有常染色体显性遗传的心脏病	大部分在胎儿中无法检测
部分母体感染(包括风疹病毒)	是胎儿心肌炎或贫血的证据
静脉导管缺如	与心脏结构或功能畸形高度相关
高动力状态,包括: 　　动静脉异常 　　血管肿瘤	可能发展出现心衰

注释

- 胎儿的一级亲属包括：
  - 父母，或
  - 兄弟姐妹
- 现在不认为胎儿一级以上的亲属患有 CHD 会增加胎儿的风险。
- 一些心肌病的家族模式尚不明确，可能和远亲有关：
  - 胎儿诊断不常见，正常的检查结果无法排除诊断
  - 许多情况下都没有进行胎儿心脏评估的指征
  - 与父母的心脏病医生交流，可能有助于胎儿产前产后的管理
- 使用胎儿超声心动图检查来避免有创检查是不可靠的：
  - 仅 50% 唐氏综合征的胎儿合并可被检测到的心脏畸形
- 结构性 CHD 主要来自那些可疑有畸形的、表面上"低风险"的人群：
  - 因此强调筛查的重要性

与 CHD 风险升高相关的结构性心外畸形

- 一些结构性心外畸形与 CHD 的风险升高相关（详见表 5.2）：
  - 即使在核型正常的情况下
  - 部分可能与综合征相关
- 微阵列和其他遗传学新技术提供了更多信息，这在第 2 章和第 8 章中有详细讨论。

表 5.2　心外畸形及常合并的心脏病变

先天性膈疝	VSD
	TOF
脐膨出	VSD
	TOF
十二指肠闭锁和其他肠道闭锁	VSD
	AVSD
气管食管瘘	VSD
	TOF
囊状淋巴管瘤	左心梗阻性病变
一些上肢畸形	多种多样
水肿	结构性、功能性或节律性

第 6 章

胎儿超声心动图

引言

- 尽管检查技术和培训有所进步，仍有 50% 左右的 CHD 无法在胎儿期发现。

- 现已证明许多心脏畸形的产前诊断可以提升产后治疗效果，强调了产前诊断的价值。

- 采用系统的方法进行筛查和详细评估至关重要，以便检查每个结构，而无论胎儿的位置或活动性如何。

- 传统的四腔心切面是胎儿心脏检查的基础。

- 三血管-气管切面（详见第 7 章）现在也是排除畸形检查的标准切面。

- 可以使用第 4 章中描述的识别正常心脏连接的逻辑顺序方法。

- 本章阐述了对低风险人群的筛查要求，和对风险升高及可疑畸形的人群进行胎儿超声心动图检查的要求。

相关物理学的临床应用

- 超声的物理学在许多教科书中都有详细介绍，包括《牛津大学超声心动图专家手册》。
- 这个简短的概述旨在强调获得最佳胎儿心脏图像和多普勒信息具有实践意义的原则。

二维灰阶图像

这是所有检查的基础；图像质量可以通过以下技术得以提升：

- 探头选择很重要，根据胎儿与探头的距离及其他多种影响因素进行选择。
- 高频探头，如 6~8 MHz，提供更高的分辨率，图像更清晰但穿透力较弱，因此适用于孕早期和正常妊娠，但可能不太适用于孕晚期、母体肥胖、羊水过多等情况：
  - 在这些情况下，3~4 MHz 的探头可能更有用
- 与多普勒评估(见下文)相比，如果声波角度尽可能与被检查结构呈直角，则可以获得更好的图像。
- 可以通过以下方式提高图像分辨率：
  - 减小图像区域的扇区大小
  - 将焦点区域调整到被检查结构水平
  - 应用变焦，使心脏图像占据至少一半屏幕
  - 应用谐波
- 影像回放设备有助于放缓心动周期的各个阶段以查看图像。
- 应考虑安全性，但大多数超声机都有防止超出安全限制的机制。

多普勒

- 大部分超声机都提供以下多普勒模式：
  - 脉冲波(pulsed wave, PW)多普勒
  - 彩色多普勒
  - 连续波(continuous wave, CW)多普勒
- 多普勒背后的原理是，当超声波被移动目标散射时，他的频率会发生变化——多普勒频移。
- 这种变化与目标的移动速度有关。
- 如果已知发射光束的频率并且检测到接收光束的频率，则多普勒频移可以显示为移动目标(血细胞或心脏结构)的速度。

脉冲波(PW)多普勒

- 脉冲波多普勒见图6.1。

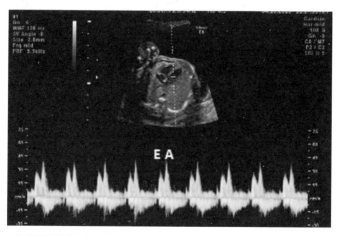

注意多普勒光标与血流方向一致(声波角度小)，流向 LV 的前向血流显示正常的 E 波(早期)和 A 波(晚期，心房收缩)形态和速度。

图6.1 四腔心切面中 LV 流入部的 PW 多普勒信号

- 用于准确测量血流的速度和方向。
- 声波角度应该小，尽可能接近平行于血流方向。
- 可以将取样容积放置在特定位置，以便准确测量心脏中特定点的速度。
- 主要的缺点是只能测定一定范围内的速度，因此当速度很高时无法适用。

彩色多普勒

- 彩色多普勒见图6.2。

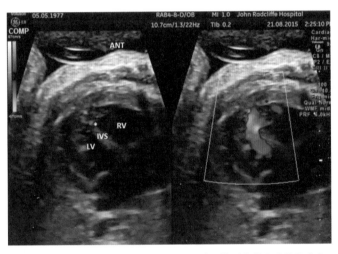

室间隔（IVS）的彩色多普勒扫描比单纯二维图像更容易发现单发或多发的室间隔缺损（VSD）。色彩上，蓝色信号表示从右心室（RV）向左心室（LV）的血流。ANT，前侧。

图 6.2 四腔心切面中室间隔的彩色多普勒扫描

- 是另一种显示脉冲波信号的方式。
- 可用于对二维图像获取的信息进行补充演示：
  - 血流方向
  - 血流速度

- 瓣膜通畅性
- 瓣膜的反流
- 异常血流，如过隔血流

- 功能多普勒信号反映的是波幅而不是速度，因此受声波角度的影响较小。

- 当功能多普勒与高密度彩色多普勒相结合时，显示的信号结合了血流方向，有利于显示小血管中的低速血流。

连续波(CW)多普勒

- 连续波多普勒见图6.3。

- 连续波多普勒可以准确测量和量化高流速。

- 连续发射和接收来自所有移动目标的信息，但与脉冲波多普勒不同，他无法准确判断加速射流出现的位置，因此需要首先通过结合使用二维成像、彩色多普勒和脉冲波多普勒来确定这一点。

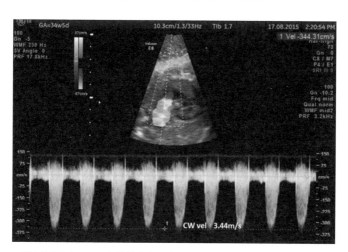

声波角度良好，CW多普勒确认血液流速为3.44 m/s，表明严重的主动脉狭窄(修正后伯努利方程计算出峰值压差为47 mmHg)。

图 6.3　LV 流出道切面的彩色多普勒显示高速的血流

M 超声

- M 超声见图 6.4。
- 通过直观展示心房和心室收缩之间的关系用于评估胎儿心律失常。
- 也可以用来测量心室和心肌的尺寸和功能。

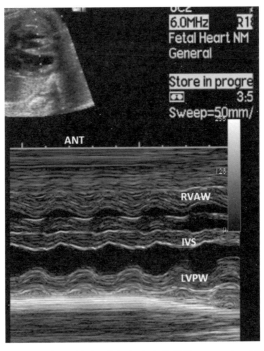

如左上角二维插图所示，光标与右心室前壁（RVAW）、室间隔（IVS）和左心室后壁（LVPW）成直角。可以在 M 超声轨迹上测量肌肉厚度和心腔大小，可以进行收缩功能的计算。ANT 为前侧。

图 6.4 放大的 M 超声检查

心脏扫描的一般原则

某些关键点对于进行的每次扫描都很重要。

沟通

扫描开始前，应该向胎儿父母解释：
- 为什么进行此扫描。
- 产前心脏评估的局限性。
  了解胎儿父母的期望和理解程度是有帮助的。

图像质量

可能影响图像质量的因素包括：
- 孕周。
- 胎位。
- 孕妇体型。
- 羊水过少或过多。
- 多胎妊娠。
- 设备质量和操作者对设备的熟悉程度。

正常的胎儿循环

- 以下解剖特征会对胎儿扫描的解读产生影响：
  - 卵圆孔
  - 动脉导管
  - 静脉导管
- 这些特征结构都是胎儿循环的正常部分，并在产后程序化闭合：
  - 他们的闭合无法在产前预测
- 部分畸形可能仅在产后这些通道闭合后出现，如

CoA，因此无法在产前排除。

- 部分病变可在妊娠期间演变，并在妊娠后期变得更严重。

心脏筛查

英国胎儿畸形筛查项目（Fetal Anomaly Screening Programme，FASP）适用于对胎儿进行各个方面的检查，并定期更新。从心脏的角度而言，已有很长时间致力于改进筛查以提高 CHD 的产前诊断率。国际妇产科超声学会也发布了相关指南。

- 在进行胎儿心脏检查时，不做任何主观假设是有必要的。
- 任何发现都需要有证据支持，包括胎儿左右的鉴别。
- 每个心腔、每根血管都有各自的鉴别特征。
- 按照程序基本可以实现对大体正常的心脏解剖结构的展示。

2015 年 6 月发布的 FASP 指南中，18~22 周心脏的筛查包括以下内容：

1. 位置和偏侧性

- 心脏和胃应该位于胎儿的左侧。
- 在膈肌水平：
  - 主动脉应该位于左侧
  - IVC 位于主动脉的前方及脊柱的右侧（图 6.5）

2. 四腔心切面

四腔心切面应该是一个胸部的横截面，包括完整的肋骨（图 6.6）并显示以下内容：
- 心脏主要位于左侧胸腔。
- 心尖位于左侧，与矢状轴成 30°~60° 角。

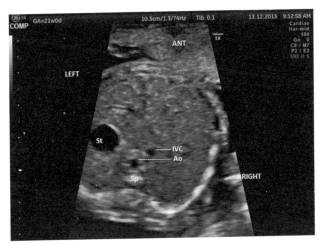

胃(St)和主动脉(Ao)位于脊柱(Sp)左侧，IVC位于右侧。ANT，前侧；LEFT，左侧；RIGHT，右侧。

图 6.5 膈肌水平的横断面显示胎儿内脏方位的识别特征

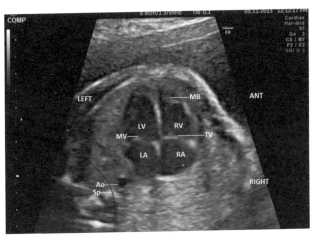

LA，左心房；RA，右心房；LV，左心室；RV，右心室；MV，二尖瓣；TV，三尖瓣；MB，调节束；Ao，主动脉；Sp，脊柱。ANT，前侧；LEFT，左侧；RIGHT，右侧。

图 6.6 正常的四腔心切面视图

- 心脏占胸腔的 1/3 左右：主观评估通常足够，若存在疑问则可以测量面积，正常情况下在心室舒张期心脏面积应该不超过胸腔的 1/3，心脏周长不超过胸部的 1/2（详见图 18.2，第 18 章）。
- 该测量可能包括了生理性的心包积液，在心动周期的任何阶段和任何位置测量，积液的深度都不应该超过 3 mm。
- 两个大动脉的大小基本一致。
- 两个心室的大小基本一致。
- 两个房室瓣在心动周期中均启闭良好。
- 两个房室瓣在十字交叉处应存在适当偏移：
  - 最靠近心尖的房室瓣是三尖瓣
  - 最远离心尖的房室瓣是二尖瓣
  - 房室瓣定位心室，三尖瓣定位 RV，二尖瓣则定位 LV
- RV 的形态特征包含了靠近心尖的调节束。
- 室间隔是完整的。
- 卵圆孔通向 LA。
- 心脏节律规则，心率 120~160 bpm。

3. 主动脉和左室流出道

- 主动脉和左室流出道（left ventricular outflow tract，LVOT）见图 6.7。
- 主动脉可以通过向头颈部发出分支血管而鉴别。
- 向右肩侧扫描。
- 然后转 90°转到气管左侧。
- 主动脉前壁与室间隔连续。

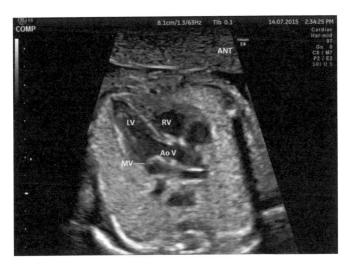

室间隔经主动脉瓣(AoV)与升主动脉直接延续。LV，左心室；RV，右心室；MV，二尖瓣。ANT，前侧。

图 6.7   收缩期的左心室流出道长轴切面视图

4. 肺动脉和右室流出道

- 肺动脉和右室流出道(right ventricular outflow tract, RVOT)见图 6.8(a)和图 6.8(b)。
- 肺动脉(pulmonary artery, PA)可以通过发出三个分支而鉴别：
  - 左肺动脉(left pulmonary artery, LPA)
  - 右肺动脉(right pulmonary artery, RPA)
  - 动脉导管(ductus arteriosus, DA)
- 肺动脉直接向后朝脊柱方向延伸。
- 肺动脉应稍大于主动脉。
- 主肺动脉延续为动脉导管进而汇入主动脉。
- 主动脉与肺动脉应相互交叉。

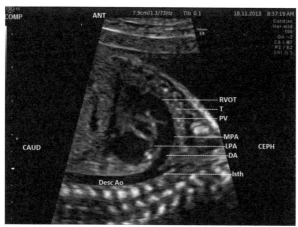

（a）右室流出道（RVOT）斜切面显示肺动脉瓣（PV）、主肺动脉（PA）、左肺动脉（LPA）、动脉导管（DA）和主动脉峡部（Isth）

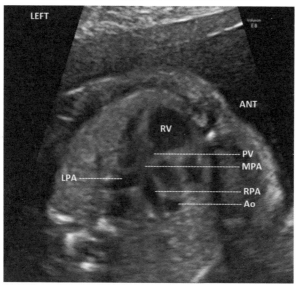

（b）四腔心切面向头部偏斜显示MPA、LPA与右肺动脉（RPA）的共汇

T，气管；RV，右心室；Ao，主动脉；Desc Ao，降主动脉。ANT，前侧；CAUD，尾侧；CEPH，头侧；LEFT，左侧。

图6.8 右室流出道和肺动脉切面视图

5. 三血管-气管切面

- 上纵隔横切面，显示主肺动脉延续为动脉导管汇入气管左侧横断的主动脉弓，SVC 位于右侧（详见第 7 章）。

  彩色多普勒检查目前不是筛查的一部分，但保存图像是现在的常规做法，最好是动态图像。

有用的资料

- 心脏最后方的心腔是 LA。
- 降主动脉位于脊柱和 LA 之间。
- RV 比 LV 更大，尤其是在孕晚期。
- IVC 和 SVC 该被观察到汇入 RA。
- 正常的四腔心切面可排除大部分无法矫治的心脏病变和高达 1/3 的严重心脏畸形（文框 6.1）。
- 流出道切面增加了检出畸形的范围（文框 6.2）。
- 检查结束时应该可以明确"心脏连接正常"（定义见第 4 章）。

文框 6.1 四腔心切面显示异常的心脏病变

- Ebstein 畸形、三尖瓣发育不良
- 三尖瓣或二尖瓣闭锁
- AVSD——完全性或部分性
- HLHS
- 左心室双入口
- 先天性矫正型 TGA
- 大的 VSD（流入部或肌部）
- 心脏肿瘤
- 偏侧性畸形

```
┌─────────────────────────────────────────────────┐
│          文框 6.2　大动脉切面显示的心脏病变          │
│                                                   │
│  ● TOF                                            │
│  ● 肺动脉闭锁合并 VSD                              │
│  ● DORV                                           │
│  ● TGA                                            │
│  ● 共同动脉干                                      │
│  ● 部分 CoA                                        │
│  ● PS 或 AS                                        │
└─────────────────────────────────────────────────┘
```

筛查评估的替代方法

- 在明确内脏位置关系后获取 5 个横断切面视图。
- 这 5 个横断切面包括：
  - 切面 1：胎儿腹部的横断切面视图以显示内脏位置
  - 切面 2：心脏的四腔心切面
  - 切面 3：五腔心切面显示主动脉根部自 LV 发出（扩展四腔心切面）
  - 切面 4：显示肺动脉分叉
  - 切面 5：包括气管的三血管 - 气管（three - vessel trachea，3VT）切面，在肺动脉与动脉导管连接的水平

详细的胎儿超声心动图

- 胎儿超声心动图的目的是为筛查发现风险增加或可疑心脏畸形的胎儿提供完整的心脏结构和功能评估。
- 检查涵盖了本章节前面描述的所有技术。
- 此外，胎儿超声心动图包括使用所有多普勒模式以进一步评估：
  - 心脏位置和轴向
  - 4 个心腔、间隔和两条大血管
  - 体静脉和肺静脉回流
  - 心脏节律和功能

功能评估

详细的扫描应该包括瓣膜、动脉导管和室间隔的彩色多普勒评估。任何异常的血液流速、流动方向或湍流都需要详细的 PW 多普勒评估，可以显示节律、心肌功能和详细测量值。

正常值

详细的测量有时是非常重要的。测量值与孕周相关，可以通过 Z 值（Z-score）来量化。

局限性

- 并非所有的心脏畸形都可以在产前被发现，这一点需要告知胎儿父母。
- 胎儿的分流通道是正常的。
- 部分瓣膜病变可能不会在孕早期出现但会逐渐发展，因此在孕晚期或者出生后变得明显，例如：
  - 轻度 AS
  - 轻度 PS
  - 甚至是 TOF。
- 部分畸形只有在产后分流通道闭合后才能有把握的确诊或排除。

先进的超声成像技术

- 时空关联成像技术(spatiotemporal image correlation, STIC)使用前胸壁的自动横向和纵向扫描, 是当前用于获取胎儿心脏三维或四维图像的方法。
- 三维自动容积采集由多个二维切面组成, 这些切面组合起来形成一个完整的三维心动周期动图, 称为四维容积数据集, 其中第 4 个维度是时间。
- 这些虚拟切面都可以被移动、旋转和分析。
- STIC 已可以与反转模式和二维灰阶血流成像(B-flow 成像)结合使用。
- 在反转模式中, 灰度图像的三维像素(体素)是反转的, 使结构更易辨别。
- B-flow 成像技术被用于改善从血液反射的微弱信号并抑制来自周围结构的强信号:
  - 这已被用于提升对小口径、低流速血管(如肺静脉)的辨识度
- 混响伪影经常发生。图像将受那些降低二维图像质量的因素的影响, 如羊水过少和产妇肥胖。
- 在采集过程中, 图像还可能受到胎儿呼吸或胎儿运动的影响。

应用

诊断

3D 成像的优势包括:

- 鉴别乳头肌及其附属结构。
- 描绘心室间隔缺损。
- 识别半月瓣的形态:

　　– 包括考虑进行胎儿干预的时候

- 可疑心房异构时鉴别心耳。
- 评估心脏功能：
    - 心室容积和射血分数的参考值已使用虚拟器官计算机辅助分析（VOCAL）技术得以建立，并已用于管理生长受限和双胎输血综合征的胎儿。

　　先进的超声成像技术是否能提高产前诊断尚不明确：

- 耗时很长。
- 没有足够的研究支持或反驳这种成像方式的好处。
- 三维或四维成像可能有利于远程医疗和离线分析。
- STIC 图像可由检查者在远程站点获取并离线查看，这在无法获得详细胎儿超声心动图的地区可能很有用。

训练和支持

　　利用 STIC 技术对超声医师进行胎儿心脏检查的培训可以提高他们对胎儿心脏的理解，特别是心脏结构的空间关系。

第 7 章

三血管-气管切面

引言

　　3VT 切面已被作为常规排畸筛查时心脏扫描所需的标准切面之一(详见第 6 章)。

　　此切面检查的目的是提高对动脉导管依赖性心脏病变的检出率,从而优化 CHD 胎儿出生后的新生儿期管理。

正常的 3VT 切面

- 即使在孕早期也可以完成此切面的检查。
- 获得四腔心切面后向前扫描,先后展示 LVOT、RVOT,继续扫描即可获得 3VT 切面。
- 此切面是上纵隔的横切面,距既往应用的三血管筛查切面的头侧仅几毫米。此切面显示:
  - 主肺动脉的横断面
  - 主动脉弓和峡部的横断面
  - 气管的横截面(带有黑色管腔的白色圆环结构)
  - SVC 的横断面
  - 动脉导管与主动脉弓的连接
- 初始评估应使用二维成像。
- 随后可以使用彩色多普勒来补充有关血流方向的重要信息。
- 正常的 3VT 切面显示:
  - 肺动脉的直径稍大于主动脉
  - 主动脉的直径稍大于 SVC
  - 肺动脉和动脉导管经过气管的左侧
  - 主动脉也位于气管的左侧,且与动脉导管呈"V"字形相交
  - 彩色多普勒显示主动脉、肺动脉、动脉导管中的血流都是由前向后
  - 气管右侧没有动脉血管
  - 血管的前缘与胸骨之间应该有一个空间,由胸腺占据
- 胸腺:
  - 回声略低于肺组织

　　– 两侧以乳腺动脉为界
- 有许多评估胸腺大小的方法：
　　– 胸腺-胸廓比(T：T 比值)
　　– 面积
　　– 周长
- T：T 比值是通过主动脉横弓前缘与胸骨后缘的距
　离(即胸腺直径)除以胸廓内径得到(图 7.1)。

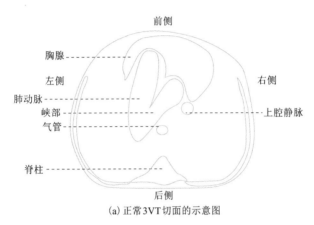

(a) 正常 3VT 切面的示意图

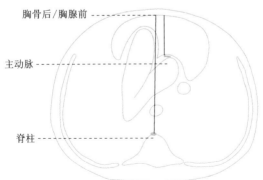

(b) 3VT 切面上测量胸腺-胸廓比(T：T)的示意图

实践中，胸骨后缘与胸腺前缘通常难以分别。

图 7.1　正常 3VT 切面及胸腺-胸廓比测量示意图

- T：T 比值可能与胎儿孕周相关，但也有人认为在整个孕期比值都稳定在 0.44 左右。
- 胸腺-胸廓比值小于 0.3 提示胸腺小，与 22q11 缺失相关，特别是在存在圆锥干畸形的情况下。
- 胸腺小也可能出现在：
  - 18-三体或 21-三体综合征
  - 宫内生长受限
  - 绒毛膜羊膜炎

异常的 3VT 切面

3VT 切面可能因为以下问题而表现出异常 ┄┄┄┄┄

- 血管数量。
- 血管大小。
- 血管与气管的关系。
- 血流方向。
  这些总结于表 15.4、详见第 15 章。

可能造成 3VT 切面异常的病变 ┄┄┄┄┄┄

左心系统病变
- 左心发育不良综合征(HLHS)。
- 重度 AS。
- 主动脉闭锁。
- 主动脉缩窄(CoA)。
- 主动脉弓中断(IAA)。

右心系统病变
- 肺动脉闭锁。
- 肺动脉狭窄(PS)。
- 法洛四联症(TOF)。
- Ebstein 畸形。
- 三尖瓣发育不良。
- 三尖瓣闭锁。

混合病变
- 大动脉转位(TGA)。
- 永存动脉干。

第 8 章

其他检查

前言

重要的是确定心脏病变是否为：

- 孤立性的，或
- 合并心外畸形，或
- 综合征的一部分（详见第 2 章）。

  这些信息对于以下方面是非常重要的：

- 提供关于胎儿心脏和心外诊断预后的准确咨询。
- 妊娠和分娩的管理。
- 确定复发风险和后续妊娠的管理。
- 是否需要对胎儿父母和其他家庭成员进行评估。
- 一些遗传学信息只能通过侵入性检查获得。
- 获取基因检测样本的方法和样本分析方法取决于孕周、风险水平（样本获取操作和异常结果的风险）以及患者的选择。

侵入性检查

所有侵入性检查都会小幅度的增加流产概率，包括以下检查：

- 羊膜穿刺术。
- 绒毛膜绒毛取样（chorionic villus sampling，CVS）。
- 胎儿血液取样。
  这些检查提供了样本以用于检测：
- 染色体数目和结构。
- 单基因疾病。
- 生化检查（例如与 AVSD 相关的代谢疾病，如 Smith-Lemli-Opitz 综合征）。

羊膜穿刺术

- 可在妊娠 15 周左右和之后的任何孕周进行。
- 涉及在超声引导下经腹取 10~20 mL 羊水。
- 羊水中的胎儿细胞在培养基中生长并准备用于染色体分析。
- 还可以进行染色体的分子遗传学检测（微阵列、FISH、定量荧光聚合酶链反应（quantitative fluorescence polymerase chain reaction，QF-PCR））。
- 可以从培养的样本中提取 DNA 以检测单基因疾病。
- 操作相关的流产风险约为 0.5%。

绒毛膜绒毛取样（CVS）

- 从妊娠 11 周开始即可以进行。
- 在超声引导下，经腹或经宫颈从胎盘绒毛区域获取少量样本。

- 样本培养后可以进行核型分析、直接分子学检测或 DNA 提取。
- 可进行与羊膜穿刺标本相同的检查。
- 有很小的可能性由于限制性胎盘嵌合体导致错误的结果。
- 操作相关的流产风险为 $0.5\% \sim 1\%$。

胎儿血液取样

- 样本通常是从进入胎盘处的脐带中获取。
- 这种高风险的操作几乎仅在需要血液进行其他检查时进行，例如胎儿贫血或在选择性减胎时储存 DNA 以供将来分析。

侵入性样本的基因检测

这些标本可用于检测染色体或单基因病。

染色体检查

微阵列分析
- 通常使用比较基因组杂交。
- 这允许特定的探针附着在染色体上，以检测是否有区域缺失或重复。
- 分辨率取决于探针的数量，例如 60000 个探针可以提供大约 60 kb 的分辨率。
- 大约需要 14 天。
- 可以更快地对直接从绒毛膜样本中提取的 DNA 进行分析。
- 优点是染色体畸形的检出率是常规核型分析的 2 倍。
- 缺点是可能识别临床意义不明的偶然发现和变异，进而使向父母的解释变得更复杂。

核型分析
- 需要 10~14 天才能得到结果，因为必须培养细胞以获得分裂中期的细胞，以便于在细胞分裂的适当阶段，在显微镜下检查染色体。
- 分辨率为 5~10 Mb。
- 虽然微阵列分析是现在的首选方法，但在识别染色体易位和重排时，核型分析可能有助于验证微阵列分析的结果。

荧光原位杂交(FISH)
- 少量的特定探针即可识别相应的染色体缺失或

重复。
- 一次测试通常只使用少量的探针。
- 该技术现在很大程度上已被微阵列分析取代。
- 可能有利于获得对特定缺陷的快速分析结果。
- 也可用于在胎儿发现染色体变异后对其父母进行的染色体分析。

定量荧光聚合酶链式反应(QF-PCR)
- 是一种更快速的测试,可在 1~2 天内完成。
- 涉及使用 DNA 探针来绘制染色体的特定区域。
- 通常用于检测非整倍体,包括性染色体和三倍体。
- 可用于检测特定的单基因突变,如 Noonan 综合征,但在实践中很少使用。
- 目前用于唐氏筛查较高风险(>1:150)的女性。
- 逐渐被无创 DNA 检测孕妇血浆游离胎儿 DNA(cell-free fetal DNA, cffDNA)检测)所取代。

分子遗传学检查

- 这些检查使用羊膜穿刺术或 CVS 样本培养提取的 DNA,可用于诊断单基因疾病。
- 也可以直接对从 CVS 样本中提取的 DNA 进行检测。

常规 Sanger 测序
- 该检查对每个基因的 DNA 编码进行排序。
- 可用于检测妊娠期特定的家族性突变。
- 也可用于调查胎儿畸形的原因,但这在怀孕期间可能不实用,因为可能需要数周时间才能完成。
- 也用于检测父母血液样本以确定复发风险。

基因 panel 检测
- 新一代测序技术可以一次测试多个基因。
- 这些基因 panel 检测变得越来越方便。

- 将来可能用于调查已知原因存在异质性的畸形，例如：
  - Noonan 综合征
  - 心肌病
  - 内脏异位
- 也可以在妊娠后进行，以帮助明确诊断和复发风险。

全外显子和全基因组测序

- 新一代测序技术可以对基因进行一次性测序（全外显子测序）或在一次测试中对整个基因组进行测序（全基因组测序）。
- 这可以得到临床上没有首先怀疑的诊断。
- 将来可能更方便于确定多种胎儿异常的原因。
- 测序结果可能会使咨询变得更复杂。

非侵入性基因检测

- 涉及检测母体循环中存在的少量胎儿 cffDNA。
- 这种游离胎儿 DNA 来源于胎盘。
- 胎儿 DNA 的数量随着孕周增加而增加。
- 可以在妊娠 9 至 10 周时进行测试。
- cffDNA 检测的优势在于避免了侵入性检查相关的流产风险。
- 他可以检查某些非整倍体畸形，目前包括 21-三体、13-三体和 18-三体。
- 此检测可作为筛选测试。
- 此检测的假阳性率（由于限制性胎盘嵌合体）和假阴性率低。
- 阳性结果需要进行侵入性检测以确认。
- 其他染色体缺失和重复（如 22q11 缺失和 XO）也可以通过此方法进行检测，但准确性较低，目前尚未广泛使用。
- 单基因疾病可以使用此方法进行检测，如 Noonan 综合征。在家族中有已知特定突变的情况下，此方法可作为定制的检测。
- cffDNA 组可用于其他单基因疾病的检测，这些测试将变得更广泛可用：
  - 由于准确度高，无需进行侵入性检查确诊
- 当家庭中存在 X 连锁疾病时，可以进行胎儿性别判定，如 Simpson-Golabi-Behmel 综合征（间隔缺损、PS、CoA、TGA）。
  - 无需进行侵入性检测确诊，因为此检测准确度很高，尽管不是 100%。

胎儿心电图

- 理论上在确定胎儿心律和心肌健康状态方面有价值。
- 目前仅少数中心可进行。
- 需要昂贵的设备。
- 临床实践中没有常规应用。

胎儿磁共振成像

引言

胎儿磁共振成像（magnetic resonance imaging，MRI）：

- 在国际公认的放射能量限制范围内，在孕早期以后进行检查是安全的。
- 现在已成为许多静态器官成熟的辅助成像手段，尤其是胎儿大脑。
- 在心脏方面长期以来受到以下因素的限制：
  - 心脏结构尺寸
  - 快速心率
  - 缺少心电门控
  - 不受控制的胎动
  - 胎儿心血管 MRI 目前正在迅速发展

标准 MRI 序列

某些标准 MRI 序列目前可能在超声受限制，或仅通过超声心动图无法明确诊断的情况下具有价值。

单次激发快速自旋回波（SSFSE）序列

T2 加权序列提供类似"黑血"的对比度，可提供有用的心外血管系统成像。这些序列获取时间短，且通常在胎动较轻微时更稳健。

平衡式稳态自由进动（bSSFP）序列

这些"亮血"序列在血液和周围组织之间形成良好的对比。可用于评估心内结构和心外血管系统；但是更容易受运动假影的影响。当与 SSFSE 序列结合时，也可以实现组织表征(如心内肿瘤)。

新技术

虽然在临床实践中不是常规可用,但新的 MRI 技术可以提供更全面的方法评估胎儿心血管系统。

相位对比成像

回顾性电影门控技术可以估计胎儿大血管中的流速,目前仅限于研究环境中应用。类似的技术已用于估算妊娠晚期胎儿的血氧含量。

时空运动校正

运动校正的 2D-3D 配准技术具有为静态结构(例如大血管)提供高度详细三维信息的潜力。

总结

胎儿心血管 MRI 的明确临床作用尚未确定。新的 MRI 技术提供了获得全面的胎儿心血管解剖、功能和血流动力学信息的可能性,可与出生后心脏 MRI 研究相媲美。

第 9 章

结构畸形

引言

本章概述了结构性心脏异常的分类,用于后续章节的详细描述和讨论,这些基本要点将贯穿始终:

- 在定义各个心腔和血管的形态特征和心脏连接关系前(详见第 4 章和第 6 章),必须先明确胎儿的左右。

- 结构性心脏畸形将根据心脏的解剖节段进行分类(详见第 4 章)。

- 可能存在不止一处心脏异常,因此初始扫描应全面且详细。

- 即使扫描技术非常成熟,产前可获得的细节信息也有局限性,因为:
  - 孕早期的胎儿大小可能会限制分辨率
  - 部分病变在宫内会持续发展
  - 产后变化会改变血流动力学

- 发现心脏畸形后,需要详细扫描心脏外的疾病,以便尽可能准确地进行咨询和管理计划。

- 部分结构畸形可以被认为是正常变异。正常和异常之间的区别并不总是很明确,取决于与解剖结构同样重要的周围结构或其他特征(相关结构、心脏或其他),这样的例子包括:
  - 妊娠早期的三尖瓣反流(tricuspid regurgitation, TR)
  - 右位心合并完全性内脏反位
  - 右位主动脉弓(详见第 10 章)
  - 锁骨下动脉异常起源(详见第 10 章)
  - 双侧或单独左侧 SVC(详见第 10 章)

- 这些解剖学发现在不同的章节进行了相关讨论。

结构性先天性心脏病的分类

左侧结构性心脏畸形

左侧结构性心脏畸形详见第 10 章。

静脉–心房

- 部分性肺静脉异位引流（partial anomalous pulmonary venous drainage，pAPVD）。
- 完全性肺静脉异位引流（TAPVD）。
- 左侧上腔静脉（SVC）。

心房–心室

- 二尖瓣闭锁（左侧房室连接缺如）。
- 二尖瓣发育不良。

心室–动脉

- 主动脉狭窄（AS）。
- 主动脉闭锁。
- 左心发育不良综合征（HLHS）。

动脉

- 主动脉缩窄（CoA）。
- 主动脉弓中断（IAA）。
- 右位主动脉弓。
- 迷走锁骨下动脉。

右侧结构性心脏畸形

右侧结构性心脏畸形详见第 11 章。

静脉–心房

- 室间隔（IVS）和上腔静脉（SVC）。
- 奇静脉、半奇静脉连接。

心房–心室

- 三尖瓣闭锁(右侧房室连接缺如)。
- Ebstein 畸形、三尖瓣发育不良。

心室–动脉

- 肺动脉狭窄(PS)。
- 肺动脉闭锁合并室间隔完整(pulmonary atresia with intact ventricular septum, PAIVS)。
- 法络四联症(TOF)。
- 法络四联症(TOF)合并肺动脉瓣缺如(absent pulmonary valve, APV)。
- 肺动脉闭锁合并室间隔缺损(VSD)。
- 右心室双出口(DORV)。

间隔畸形

间隔畸形详见第 12 章。

房间隔

- 继发孔
- 静脉窦型
- 原发孔房间隔缺损(ASD),详见部分性房室间隔缺损(AVSD)。

室间隔

- 膜周部
- 流入部
- 流出部
- 肌部(可能的情况下提供详细的位置描述)。

房室间隔

- 部分性
- 完全性
- 过渡性。

心室-动脉连接畸形

　　心室-动脉连接畸形详见第 13 章。

- 大动脉转位(TGA)。
- 先天性矫正型 TGA。
- 共同动脉干。

复合畸形

　　复合畸形详见第 14 章。

- 左心室双入口。
- 异构畸形。

畸形的细节评估

- 本手册后续章节中解释了这些畸形并描述了：
  - 发病率(主要基于产后数据)
  - 解剖学
  - 相关的心脏畸形
  - 必要时解释血流动力学
  - 超声特征和宫内演变
  - 相关的心外畸形
- 对产后可能的选择和心脏畸形的治疗方法给予说明，特别是与胎儿的异常发现或胎儿管理可能相关时。

第 10 章

左侧畸形

静脉–心房连接

部分性肺静脉异位引流（pAPVD）

发病率

* 所有 CHD 中占比<1%。

解剖学

* 4 根肺静脉有 1 根或多根（通常是右侧）引流至 LA 以外的部位：
    – 最常见引流入 RA
    – 但也可引流入 IVC、SVC、左无名静脉或冠状静脉窦
* 可能有肺动脉供血异常（如弯刀综合征中）。

相关的心脏畸形

* 最常见合并 ASD。
* 可合并任何其他畸形。
* 可以是孤立畸形。

产前影响

* 由于胎儿肺静脉中的血流较少：
    – 诊断困难
    – 没有严重的肺静脉梗阻时，没有血流动力学影响

超声特征

* 在影像学上诊断非常困难，除非有其他畸形引起了怀疑，如：
    – 可疑左心房异构（详见第 14 章）
    – 心脏位置异常（通常向右侧移位）
    – 肺动脉影像异常，单侧（通常为右侧）明显更小
    – 异常来源于降主动脉的肺血流

- 上腔静脉窦型 ASD
- 多普勒显示阻塞的肺静脉波形

相关的心外畸形

- 肺发育不良。

产后影响

- 血流动力学变化受以下因素影响：
  - 异位引流的肺静脉数量
  - 是否存在肺静脉梗阻
- 可能需要手术来矫正，但如果病变是孤立性的且不存在梗阻，则手术治疗并不总是需要或切合实际的。

完全性肺静脉异位引流(TAPVD)

发病率

- 所有 CHD 中占比约 1%，男女比例 4∶1。

解剖学

肺静脉与 LA 之间没有直接连续。根据引流的部位分类为：

- 心上型(50%)：肺静脉共汇直接或通过左侧垂直静脉及左无名静脉引流入右侧 SVC。
- 心内型(20%)：肺静脉直接引流入 RA，或共汇后引流入冠状静脉窦。
- 心下型或膈下型(20%)：肺静脉共汇后引流入门静脉、静脉导管、肝静脉或者 IVC。
- 混合型(10%)：上述不同类型的组合。

相关的心脏畸形

- 心房异构(详见第 14 章)，是一种复杂 CHD 的特征，其中肺静脉的分布和相关的梗阻都对治疗策略有重要影响。
- 左心发育不良综合征(HLHS)。

超声特征

- 孤立畸形难以在产前诊断，在异构畸形时需要考虑 TAPVD。
- 可能可以通过 LA 后方的共汇而诊断（图 10.1）。
- 左心结构可能比右侧更小，但很少有发育不良。
- 多普勒检查可能会发现一个或多个部位梗阻的证据（图 10.2）。

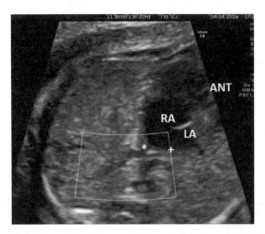

显示心房后方的共汇（图中 " * " 标识），且左心房（LA）内没有肺静脉汇入。RA，右心房。ANT，前侧。

图 10.1　TAPVD 的斜四腔心切面视图

宫内的进展和预后

- 预后取决于肺静脉是否梗阻或发育不良，及合并的其他心脏畸形。
- 肺静脉的梗阻可能在出生后肺血流增加才明显。

相关的心外畸形

- 异构。
- 猫眼综合征（22 号染色体的复杂畸形）。

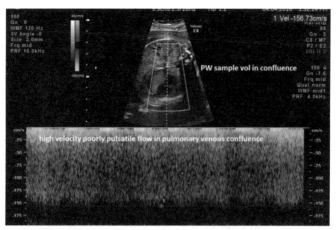

（a）肺静脉汇合处的PW多普勒信号显示高速、低搏动信号（v）、提示梗阻

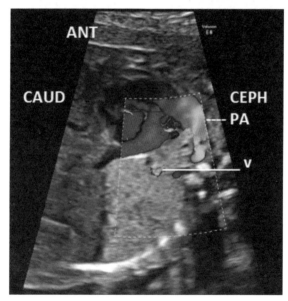

（b）左心房（LA）后方共汇处（v）有混叠的彩色血流信号

PA，肺动脉。ANT，前侧；CAUD，尾侧；CEPH，头侧。

图 10.2　TAPVD 合并肺静脉梗阻

产后预后和管理

- 心房水平的右向左分流是存活所必需，卵圆孔可能或者很快变为限制性分流。
- 精确的解剖分型和静脉梗阻程度决定了矫正手术的时机，如果存在梗阻则需要更早的手术治疗(特别常见于膈下型)。

左侧上腔静脉 ⋯⋯⋯⋯⋯⋯⋯⋯⋯⋯⋯⋯⋯⋯⋯⋯⋯⋯⋯

左侧上腔静脉详见第 11 章。

- 双侧 SVC 可通过无名静脉(桥静脉)连接，也可不连接。
- 随着 3VT 切面作为胎儿超声心动图常规扫描的一部分(详见第 7 章)，此畸形被越来越多的发现。
- 可能由于造成的冠状静脉窦扩大(图 10.3)而在宫内被诊断，冠状静脉窦扩大可能是包括左心发育不良、心内型 TAPVD 等其他更少见情况的特征。
- 通常是无功能意义的偶然发现，但有时与其他心脏异常相关。
- 双侧 SVC 可能与 CoA 有关，但在没有缩窄的情况下也可能伴随心室和动脉发育不均衡(左侧结构更小)，机制不清。

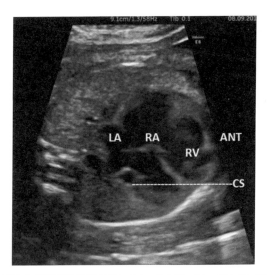

显示扩大的冠状静脉窦（CS）。LA，左心房；RA，右心房；RV，右心室。ANT，前侧。

图 10.3　左侧上腔静脉的四腔心切面视图

心房-心室连接

二尖瓣闭锁(左侧房室连接缺如)

发病率

- 罕见畸形。

解剖学

- 通过二尖瓣的血流完全梗阻。

相关的心脏畸形

- HLHS 的一部分。
- 可能合并 DORV，伴或不伴 VSD。
- 大动脉可能不均衡。
- 若合并 VSD 且大动脉连接一致，则主动脉狭窄或缩窄。
- 若合并 TGA，则肺动脉狭窄或闭锁。

血流动力学

- 取决于心房水平的左向右分流，卵圆孔可能是限制性分流。
- 若一侧大动脉的前向血流取决于 VSD：
  - VSD 可能是限制性的
  - 导致相应流出道的狭窄或闭锁

超声特征

- 四腔心切面异常，显示双侧心房或心室显著的不均衡(图 10.4)。
- 可看到二尖瓣是一个小的实性结构，多普勒扫描下没有血流通过。
- 所有左心结构均发育不良。
- 心房水平的分流将完全是左向右分流(图 10.5)。

- 应识别合并畸形。

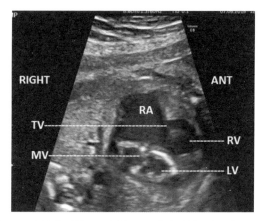

二尖瓣（MV）小且未开放，三尖瓣（TV）完全开放，左心室（LV）腔小。RA，右心房；RV，右心室。ANT，前侧；RIGHT，右侧。

图 10.4 二尖瓣闭锁心房收缩、心室舒张期的四腔心切面视图

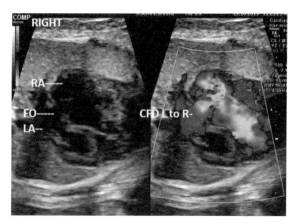

显示左心血流梗阻，卵圆孔（FO）处左向右的分流（CFD L to R）。LA，左心房；RA，右心房；RIGHT，右侧。

图 10.5 二尖瓣闭锁四腔心切面的彩色多普勒视图

相关的心外畸形

- 很少被报道，没有固定模式。

产后预后和管理

- 主要取决于 LV 的大小，极少可以实现双心室矫治。
- 对动脉导管的依耐性取决于合并的心脏畸形。

二尖瓣发育不良

- 定义是主观的，但可以通过计算 Z 值（可通过现有的应用程序计算）以帮助判断。
- 可能进展为闭锁或左心发育不良。
- 相关畸形和血流动力学大体上与二尖瓣闭锁相似。
- 图像上可见二尖瓣开放，多普勒可能更容易发现反流而非前向血流信号。
- 偶尔左心整体较小，但没有动脉瓣膜梗阻时仍适合双心室修复（常合并有 CoA）。

心室-动脉连接

主动脉狭窄

分型
- 瓣上
  - 胎儿期很少被诊断
  - 与 Williams 综合征高度相关
  - 极罕见为常染色体显性遗传
- 瓣下
  - 常与 IAA 合并 VSD 相关，或者更复杂的畸形
  - 通常是产后进展性的发现而非胎儿期诊断
- 瓣膜
  - 是胎儿期和出生后早期最常见的类型

主动脉瓣狭窄

发病率
- CHD 中占比 3%~6%，男女比例约 4:1。
- 疾病严重程度可轻可重，且常在宫内持续进展。

相关的心脏畸形
- 其他左心畸形，包括 CoA 等。
- 可能是更加复杂的 CHD 的一部分。

血流动力学
- 轻度-中度的狭窄在宫内耐受良好。
- 严重的狭窄则表现为：
  - LV 收缩功能降低
  - LV 扩张
  - LV 室壁肥厚

- 进展性的二尖瓣反流
- 心房水平可以发展为左向右分流(正常胎儿孕晚期可表现为双向分流)

- LV 肥厚合并进展性的心腔闭塞可以导致左心发育不良。
- 如果出现胎儿水肿或出生后依赖动脉导管则考虑为危重型。

瓣膜狭窄的超声特征

- 轻微的狭窄可能在产前难以发现。
- 瓣叶可能看起来增厚(图 10.6)或呈穹顶样(即瓣叶开放受限)。

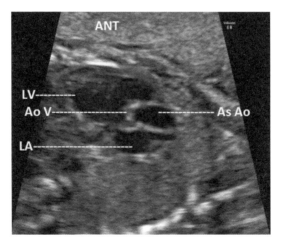

主动脉瓣(AoV)增厚呈穹顶样,开放受限。LA,左心房;LV,左心室;AsAo,升主动脉。ANT,前侧。

图 10.6　主动脉瓣狭窄的左室流出道心室收缩长轴切面视图

- 更严重的病例中,瓣环小。
- 升主动脉可能出现窄后扩张。
- 若 LV 发育好,升主动脉的血流速度将会加快

(图 10.3，详见第 6 章)。

- 随着 LV 发育变差，升主动脉的多普勒血流速度降低或变回正常。
- 危重情况下，主动脉多普勒波形显示横弓甚至升主动脉存在逆向血流。
- LV 可能看似正常，但可能：
    - 扩张且收缩功能受限（图 10.7）合并二尖瓣反流，或者
    - 肥厚且 LV 腔缩小，收缩功能减弱
- 因为心内膜弹力纤维增生症的发展，LV 内膜面可能变为高亮度的强回声（图 10.8）。

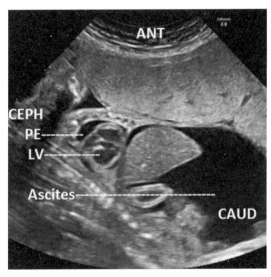

左心室（LV）扩张和胎儿水肿的征象。PE，心包积液；Ascites，腹水；ANT，前侧；CAUD，尾侧；CEPH，头侧。

图 10.7　主动脉瓣狭窄时全身矢状切面视图

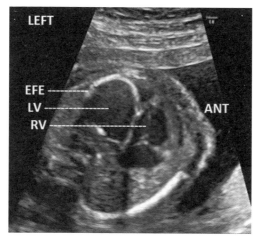

左心室(LV)扩张，强回声的心内膜表明心内膜弹力纤维增生
(EFE)；RV，右心室；ANT，前侧；LEFT，左侧。

图 10.8　HLHS 的四腔心切面视图

宫内的进展和预后

● 此病变通常在妊娠期间持续进展。

● 严重或危重 AS 可能引发胎儿水肿并导致宫内
  死亡。

● LV 功能恶化和容积减小预示产后可能无法实现 LV
  的功能修复。

● 此病变可考虑进行以下干预：

  – 球囊扩张——仍有争议

  – 在达到一定的孕周后及时终止妊娠

● 与严重 AS 相关的不良预后可能需要在 LV 功能衰
  竭前进行宫内干预减轻梗阻。

相关的心外畸形

● 孤立的瓣膜性 AS 较少合并心外畸形，但也有可能
  与一些综合征相关：

- Turner 综合征(AS 通常在男性中更多见)
- Noonan 综合征(少见)。

产后预后和管理

- 取决于狭窄的严重程度和 LV 功能。
- 适宜情况下,经皮球囊瓣膜成形可能可以有效的减轻狭窄。
- 其他情况下,可能会需要外科瓣膜成形手术。
- 可能需要及时进行瓣膜置换。
- 少数情况不适合进行双心室矫治。
- 即使在早期实现了双心室矫治,进展性的不可逆的肺血管病变也可能导致远期预后不良。

主动脉闭锁

- 通常见于 HLHS(见下文)。

左心发育不良综合征(HLHS)

发病率

- 结构性 CHD 中占比约 1%,但胎儿中比例更高。

解剖学

- 细节解剖表型的变异是公认的。
- 经典的 HLHS 中二尖瓣和主动脉瓣均闭锁,导致 LV 细小(图 10.4)且左侧心脏没有前向血流通过。
- 部分病例尽管二尖瓣和主动脉瓣仍有少量的前向血流通过,但左心结构均显著的发育不良,这些病例也可考虑诊断为 HLHS:
  - 这种情况下,通常难以确定产后能否实现双心室循环;如果 LV 没有形成心尖,则可能无法实现双心室矫治

相关的心脏畸形

- 偶尔有肺静脉异位引流。
- 包括主动脉弓在内的所有左心结构均小。
- 可能有额外的 CoA。
- 罕见的情况下存在 VSD，非限制性分流足以导致 LV 发育不良较轻微和有通过主动脉瓣的前向血流。
- 冠状动脉瘘可能发生。

血流动力学

- 二尖瓣前向血流的缺失导致房间隔水平的左向右分流。
- LA 压力升高可能导致卵圆孔早闭。
- LA 压力的进一步升高导致肺静脉压力升高，进而可能造成肺血管不可逆的损伤。
- LA 可能通过汇入无名静脉的升静脉（左房主静脉）减压。
- 冠状动脉和头部的灌注通过动脉导管向主动脉弓的逆向血流维持。

超声特征

- 从孕早期开始在四腔心切面上即可观察到心室大小明显的不均衡。
- 左心结构可能小到难以发现。
- 由于心内膜弹力纤维增生，LV 内膜面可能表现为高亮度的强回声（图 10.8）。
- 肺动脉突出，主动脉呈线状。
- 多普勒显示二尖瓣和主动脉瓣前向血流缺失（或少量），主动脉弓内逆向血流灌注（图 10.9）。
- 彩色多普勒显示房间隔处完全的左向右分流。
- 产前可能发现的、表明预后不良的特征包括：
  - TR，可能为重度反流
  - 肺静脉引流异常[图 10.2(a)]

– 卵圆孔处高速(>1 m/s)的左向右分流(图 10.10)

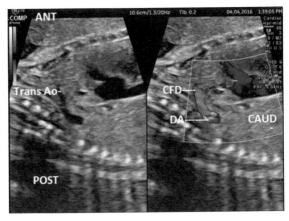

红色血彩(CFD)信号表明血流流向探头,即从动脉导管(DA)的逆向灌注。Trans Ao,主动脉横弓;ANT,前侧;POST,后侧;CAUD,尾侧。

图 10.9 HLHS 的主动脉弓长轴切面视图

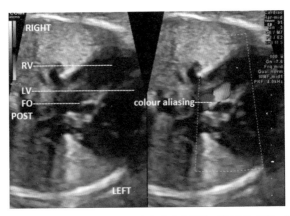

血彩(CFD)显示卵圆孔(FO)处左向右分流的混叠(即高速)信号,提示严重的左心梗阻。LV,左心室;RV,右心室。POST,后侧;RIGHT,右侧;LEFT,左侧。

图 10.10 HLHS 的房间隔斜切面视图

宫内进展和预后

- 在妊娠期间通常可以较好的耐受。
- 在以下方面可能持续进展：
  - 发育不良但尚且开放的瓣膜可能发展为闭锁
  - 卵圆孔可能早闭
  - 右心功能可能受损
- 如果房间隔闭合则可能进一步损害肺血管系统，这是考虑宫内干预打开房间隔并放置支架的合理原因。

相关的心外畸形

- 在大多数病例中 HLHS 为孤立性病变，但也可与某些染色体异常的综合征相关，包括：
  - Turner 综合征
  - 其他更少见的染色体畸形

产后管理和预后

- 不治疗的情况下，通常在出生后 5～10 天动脉导管关闭后死亡，罕有更长时间的存活。
- HLHS 的外科治疗是姑息性的，包含新生儿早期的手术（Norwood 手术）和学龄前至少 2 次的分期手术以建立腔静脉–肺动脉循环（Fontan 类手术）。即使在完成这些手术：
  - 在胎儿诊断后做出积极产后管理决定，存活至学龄及以上的概率约为 50%
  - 可能实现生活质量良好的存活，但长期结局仍需充分评估
- 移植是 Norwood 手术的替代选择，但在许多国家都罕有实施或无法实施。
- 产后选择姑息治疗的适应症和有效性一直是持续讨论的问题。

大动脉畸形

主动脉缩窄（CoA）

发病率

- CHD 中占比 8%～10%，男女比例约 2∶1。

解剖学

- CoA 根据出现症状的年龄分为 3 类：
  - 新生儿型
  - 婴幼儿型
  - 成年型
- 这些可能代表，也可能不代表同一疾病的进展变化。
- 新生儿型由于其早期表现，更有可能具有可在产前识别的特征。
- 缩窄通常在第 3 头颈分支血管（左锁骨下动脉）的远端和峡部远端靠近 DA 连接的部位。

相关的心脏畸形

- 相关畸形包括：
  - 高达 85% 的患者有主动脉瓣二瓣畸形
  - 有可能出现主动脉瓣下狭窄
  - 大约 25% 的患者有 VSD
  - 左侧 SVC。
- CoA 同样可能见于复杂 CHD。

血流动力学

- 左侧瓣膜均有前向血流。
- CoA 直到出生后动脉导管闭合后才会造成梗阻，因此这一诊断在产前可以被怀疑，但在建立产后循环之前无法得到证实。

超声特征

- 新生儿期发病的病例中，在妊娠 20 周的排畸扫描中通常会出现显著的心室和大动脉发育不均衡（图 10.11）。

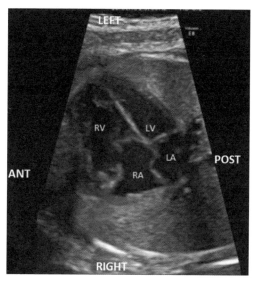

心室不均衡，右心室（RV）>左心室（LV），但心尖仍由两侧心室构成；LA，左心房；RA，右心房；ANT，前侧；LEFT，左侧；POST，后侧。

图 10.11　主动脉缩窄的四腔心切面视图

- 肺动脉可能是主动脉的 2 倍大。
- 3 血管切面可能显示小的主动脉横弓部（图 10.12）。
- 在合并 VSD 的情况下，心室发育不均衡可能并不明显，但大动脉的不均衡仍存在。
- 然而 CoA 很难在产前进行诊断，因为：
  - 部分情况下心室不均衡（RV>LV）是生理性的，特别是孕晚期

- 正常孕晚期 PA 也大于主动脉
- 这种发育不均衡也可见于左侧 SVC 和其他弓部结构正常的心脏中
- 主动脉弓在 DA 开放时可能看起来是正常的

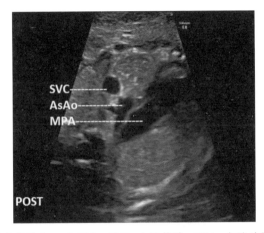

升主动脉 (AsAo) 细小。SVC, 上腔静脉; MPA, 主肺动脉。POST, 后侧。

图 10.12   主动脉缩窄的三血管气管切面视图

宫内进展和预后

- 动脉导管开放时, 这种病变耐受良好。
- 随着妊娠孕周的增加, 这些特征可能会更加明显。
- 主动脉瓣结构异常者可能会发展为主动脉瓣狭窄。

相关的心外畸形

- 染色体畸形, 特别是 Turner 综合征:
  - 30% 的 Turner 综合征合并有 CoA, 但可能不会在新生儿期发病, 因此不会在产前怀疑
  - 其他更罕见的染色体畸形

产后预后和管理

- 如果胎儿期高度怀疑有 CoA，并且可能无法在产后及时进行心脏病学评估，则应在出生后数小时内开始静脉用前列腺素。
- 新生儿期发病的 CoA 需要手术治疗，成功率高，但需要恰当的长期随访，有时需要进一步干预，通常采用经导管干预的形式。

主动脉弓中断

发病率

- 新生儿危重 CHD 中占比 1%。

解剖学

- 主动脉弓部彻底中断。
- 分类取决于中断的部位。

相关的心脏畸形

- 通常存在 VSD。
- 主动脉瓣常为两叶瓣。
- 可能合并共同动脉干。

血流动力学

- 冠状动脉和中断近端的头颈部动脉由 LV 灌注。
- 中断远端的弓部血管由动脉导管逆向灌注。
- 下半身的血液灌注依赖于动脉导管的存在。

超声特征

- 大体上与 CoA 相似：
  - 心室发育不均衡，RV>LV
  - 大动脉发育不均衡，肺动脉>主动脉
- 二维超声和彩色多普勒上可能可以发现 VSD。
- 图像上常有主动脉瓣下的 LVOT 梗阻。
- 图像上可能会看见：
  - 中断近端的头颈部分支血管看起来像指向头部

的手指(图 10.13)

    – 无法看到正常主动脉弓的弯曲形态模式

- 多普勒可以显示中断远端内动脉导管来源的逆向血流。

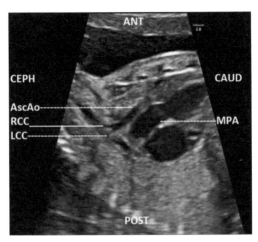

升主动脉(AscAo)细小,发出 2 根头颈分支,即右颈总动脉(RCC)和左颈总动脉(LCC),但不继续延续为横弓,此病例还合并大动脉转位;MPA,主肺动脉。ANT,前侧;POST,后侧;CEPH,头侧;CAUD,尾侧。

图 10.13　主动脉弓中断的弓部切面视图

宫内进展

- 妊娠期间通常可以较好的耐受。
- 随着孕周的增加,所有特征都可能变得更明显。

相关的心外畸形

- IAA 与心外畸形密切相关。
- 特别与 22q11 缺失综合征相关。

产后管理和预后

- 新生儿循环依赖于动脉导管,其稳定性往往低于导管依赖的 CoA。

- 早期手术进行弓部修复并关闭 VSD 是必要的，预后很大程度上取决于弓的大小、中断的长度，以及存在的任何其他心脏畸形。

右位主动脉弓

发病率

- 在低风险胎儿群体中，孤立性右位主动脉弓的发病率约为 0.5%。

解剖学

- 最常见为左位主动脉弓的镜像。
- 主动脉弓的形态可能有变异。
- 可能存在分支异常，特别是右锁骨下动脉迷走起源于降主动脉。
- 很罕见合并有主动脉弓缩窄。

相关的心脏畸形

- 全内脏反位合并右位心常有右位主动脉弓。
- 心内结构可能是正常的。
- 任何心内畸形都可能出现，但右位主动脉弓与下列畸形高度相关：
  - 法洛四联症(TOF)
  - 肺动脉闭锁合并 VSD

血流动力学

- 就单纯右位主动脉弓而言，不会影响胎儿的血流动力学。

超声特征

- 在 3VT 切面中可见主动脉位于气管的右侧(图 10.14)。
- 可能难以与双主动脉弓或永存第五弓鉴别。

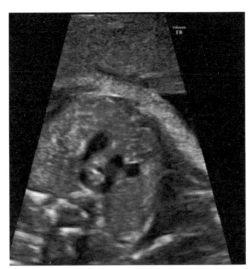

(a) 正常图像

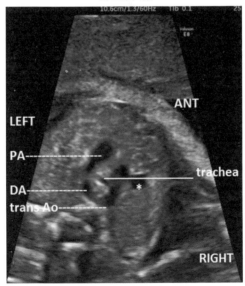

(b) 标注图像

主动脉横弓(trans Ao)位于气管(trachea)右侧；＊，上腔静脉；PA，肺动脉；DA，动脉导管；ANT，前侧；LEFT，左侧；RIGHT，右侧。

图 10.14 右位主动脉弓的 3VT 切面视图

相关的心外畸形

- 可能是孤立性的。
- 据报道,即使在心内结构正常的时候也与染色体畸形相关(特别是 22q11 缺失)。

产后管理

- 取决于全面的心脏诊断。
- 合并迷走左锁骨下动脉自右锁骨下动脉远端发出时,可能造成有症状的血管环而需要干预治疗。

迷走锁骨下动脉

发病率

- 多达 2%的人存在迷走右锁骨下动脉,起源于左位主动脉弓。
- 迷走左锁骨下动脉起源于右位主动脉弓少见得多。

解剖学

- 右锁骨下动脉起自左锁骨下动脉远端的降主动脉,并向右穿过纵隔:
  - 最常位于食管后方
  - 可以位于食管和气管之间
  - 或位于在气管前方

相关的心脏畸形

- 通常没有。
- 可合并任何形式的结构性 CHD。

血流动力学

- 宫内基本不会有任何影响。
- 出生后气管和(或)食管是否受压取决于合并的特征,如动脉导管或残余韧带存在的位置。

超声特征

- 3VT 切面最适合观察(图 10.15)。
- 功能多普勒(详见第 5 章)可确认降主动脉向右侧

的低速血流。

- 右锁骨下动脉未起源于主动脉弓的第一分支(无名动脉)。

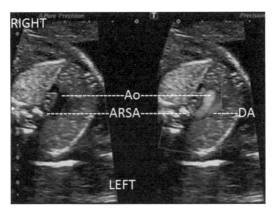

Ao,主动脉;ARSA,迷走右锁骨下动脉;DA,动脉导管;RIGHT,右侧;LEFT,左侧。

图 10.15 迷走右锁骨下动脉的 3VT 切面视图

相关的心外畸形

- 合并心外畸形的风险可能会增加,有报道 21-三体和其他综合征患者合并迷走右锁骨下动脉。
- 迷走左锁骨下动脉起源于右位主动脉弓与 22q11 缺失高度相关。

产后管理

- 并不一定需要特殊的管理。
- 当存在相关症状、因其他原因进行心胸外科手术、或有较大风险出现食管或气管压迫时,需考虑手术治疗。

双主动脉弓

- 发病率尚不清楚。
- 可能与心内畸形、缩窄或中断等主动脉弓部畸形相关。
- 有报道合并食管闭锁。
- 合并综合征的概率尚不清楚。
- 在诸多报道中，都是最常见的、有症状的血管环。
- 超声心动图检查难以与以下畸形鉴别：
  - 更常见的右位主动脉弓合并左侧动脉导管
  - 永存第五弓（见下文）。
- 升主动脉分支为：
  - 向气管（和食管）两侧各发出一个分支
  - 每个弓发出 2 个分支
  - 除非一根弓中断，这两个分支会在胸腔中部汇合
  - 至少 70% 的病例中右弓更大
- 胎儿期通常没有血流动力学影响。
- 一般认为，在新生儿早期很可能出现症状或气管压迫。
- 因此如果可疑存在，需要在新生儿期进行仔细评估。

永存第五弓

- 发病率尚不清楚，可能非常罕见。
- 合并综合征的概率尚不清楚。
- 文献报道较为混乱，尚未就诊断标准达成共识。
- 若主动脉弓远端畸形，但又不具有双弓畸形或主肺间隔窗的特征时，需考虑此诊断。
- 不太可能在胎儿期产生影响。
- 需要新生儿期进行细致评估。

血管环

- 与左肺动脉起源于右肺动脉(肺动脉吊带)相似,许多上述主动脉弓位置或分支模式的变异都可能合并对气管或食管的压迫(详见第11章)。
- 宫内难以预测是否存在或潜在有临床意义的血管环,特殊情况已在本章前节内容进行了讨论。

主肺间隔窗

- 罕见。
- 可能合并有心内畸形或主动脉弓部的其他畸形。
- 罕见合并综合征。
- 可发生于升主动脉近端至主动脉横弓的任何位置(图10.16)
- 超声扫描中容易被漏诊,但有以下特征:
  - 主动脉和主肺动脉在同一位置都丢失图像信号
  - 窗口大小因人而异
  - 彩色血流多普勒显示低速的右向左分流或双向分流信号
- 无论窗口大小,宫内都没有血流动力学影响。
- 需要新生儿期手术治疗,时机和细节取决于:
  - 窗口大小
  - 存在的其他心血管畸形

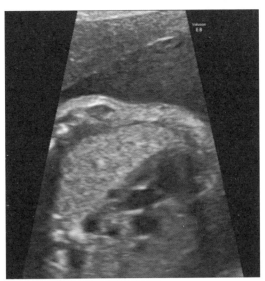

(a) 正常图像

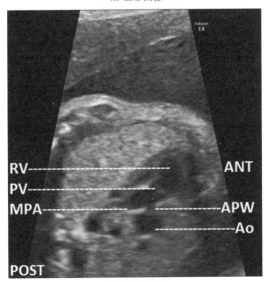

(b) 标注图像

主肺动脉(MPA)和主动脉(Ao)之间的间隔窗(APW)；RV，右心室；
PV，肺动脉瓣；ANT，前侧；POST，后侧。

图 10.16　主肺间隔窗的上胸部斜切面视图

第 11 章

右侧畸形

静脉–心房连接

奇静脉和半奇静脉

- 连接下腔静脉(IVC)和上腔静脉(SVC),内脏正位时奇静脉位于右侧、半奇静脉位于左侧,是可以由超声心动图观察到的正常结构。
- 双侧 SVC 同样认为是正常变异,其中左侧 SVC 经冠状静脉窦汇入 RA(详见第 10 章)。

体静脉连接异常

发病率

- 研究较少,但随着低风险妊娠超声心动图筛查变得更加广泛和细致而越来越多的被发现。

疾病谱

- SVC 和 IVC 的异常很罕见,可见于:
  - 偏侧性畸形(详见第 14 章)
  - 静脉窦型 ASD(很少在胎儿期被诊断),即 SVC 和 IVC(分别对应上、下静脉窦型 ASD)骑跨于缺损上方,因此部分血流进入 LA
- 门静脉缺如非常罕见,即脐静脉直接汇入 IVC。
- 静脉导管缺如,脐静脉直接汇入 RA:
  - 可能与心脏病变和出生后持续性肺高压相关
  - 是许多不常见、罕见综合征和染色体畸形的特征
  - 可能与膈肌病变相关
  - 有报道与胎儿水肿相关
- 静脉导管缺如、脐静脉引流入肝脏(abernethy 畸形):

　　　－　可能与出生后门脉高压相关
　　　－　需要在出生后细致评估

偏侧性畸形中的体静脉解剖

- IVC 离断是左房异构的特征性表现。肝静脉直接汇
　　入 RA，IVC 血流穿过膈肌并在心脏后方汇入右侧
　　或左侧的 SVC。

超声特征

- 取决于解剖结构。
- 识别脐静脉、静脉导管和两根腔静脉非常重要。
- IVC 经常不进入 RA：
　　　－　奇静脉在主动脉后方进入胸腔（图 11.1）

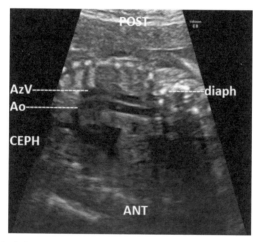

降主动脉后方的静脉都穿过膈肌（diaph）。多普勒可以显示每条
血管中血流的性质和方向，以确认主动脉（Ao）位于前方，而后
方血管汇入心脏。静脉位于脊柱左侧（在其他视图中确定），因
此是半奇静脉（AzV）；ANT，前侧；POST，后侧；CEPH，头侧。

图 11.1　下腔静脉离断的长轴切面视图

相关的解剖特征和宫内进展

- 作为孤立性畸形时，不太可能在胎儿期造成血流动力学异常。
- 此发现提示了存在的内脏异位或前面提到的其他情况的可能性。
- 产后评估是适当的，包括确定脾脏的解剖结构和状态。

心房-心室连接

三尖瓣闭锁

发病率

- CHD 中占比 1%~3%。

解剖学

- 三尖瓣没有正常的瓣叶结构,而只有一团组织。
- 也被称为右侧房室连接缺如。

相关的心脏畸形

- 多达 30% 的病例中有 TGA。
- RV 的充盈依赖于 VSD;出生后的存活依赖于 ASD。
- 大动脉位置关系正常时,肺动脉可能很小且可能存在狭窄。
- 大动脉转位时,主动脉可能发育不良,且存在出生后发展为缩窄的趋势。

血流动力学

- 三尖瓣没有前向血流,血液进入 RA 后通过卵圆孔进入 LA、LV,并通过必然存在的 VSD 进入 RV。
- RV 发育取决于 VSD 的大小,起自 RV 的大动脉的发育同样取决于此。

超声特征

- 四腔心切面可显示以下异常的特征(图 11.2):
  - RV 小
  - 右侧房室瓣缺如或无启闭运动
  - VSD
- 其他切面视图会发现:
  - 卵圆孔处血流是否受限(罕见受限)

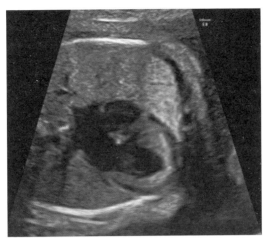

(a) 正常图像

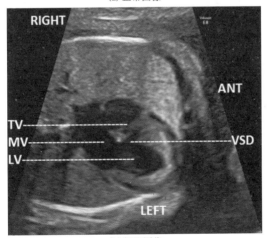

(b) 标注图像

开放的二尖瓣（MV）、闭锁的三尖瓣（TV）、室间隔缺损（VSD），右心室小且不构成心尖；LV，左心室；ANT，前侧；RIGHT，右侧；LEFT，左侧。

图 11.2　三尖瓣闭锁心房收缩时的四腔心切面视图

- 大动脉连接关系
- 动脉血管的相对大小

- 彩色多普勒可证实血流的速度与方向。
- 静脉导管内的血流可能存在异常，即心房收缩时的逆向血流：
  - 这不能作为胎儿健康状态的指标

宫内进展和预后
- 血流动力学的变化通常不会在宫内造成影响。
- 若 VSD 较小，则更可能出现 RV 及相应大动脉的发育受限。
- 对发育受限的大动脉进行动态评估有利于确定新生儿出现动脉导管依赖的可能性。

相关的心外畸形
- 三尖瓣闭锁通常是孤立性的，很少合并有染色体核型异常或综合征。
- 有报道合并有三倍体的病例。

产后预后和管理
- 在 RV 发育明显受限的病例中：
  - 可能存在动脉导管依赖性
  - 可能需要新生儿期干预以确保足够的肺血流或矫正 CoA
  - 不适合双心室矫治
  - 通常适合建立 Fontan 循环

Ebstein 畸形和三尖瓣发育不良

发病率
- Ebstein 畸形在 CHD 中占比<1%。
- 三尖瓣发育不良罕见，发病率尚不清楚。
- TR 可出现在可疑病毒感染、双胎输血、DA 狭窄等情况下，被认为是发育不良的一种表型。

解剖学
- Ebstein 畸形：

- 三尖瓣的隔瓣叶和后瓣叶更靠近 RV 的心尖部，且可能发育不良
- 导致部分 RV 被纳入 RA，称为房化右室
- 因此导致功能 RV 和三尖瓣发育不良，且 RA 扩大

- 三尖瓣发育不良用于描述三尖瓣瓣叶结构异常，其位置可能正常，但导致与 Ebstein 畸形相似的血流动力学。在实践中，可能难以在产前进行鉴别。

相关的心脏畸形

- 三尖瓣发育不良通常是孤立性的，Ebstein 畸形也可能是孤立的。
- 有时合并 VSD 和 PS。
- 许多 PAIVS（见下文）病例合并有 Ebstein 畸形。
- 可能合并先天性矫正型 TGA（详见第 13 章）。

血流动力学

- 三尖瓣关闭不全远远多于狭窄。
- RA 可能会扩大。
- 通过肺动脉瓣的前向血流可能会减少，甚至到功能性肺动脉闭锁的程度。
- 肺动脉因此受动脉导管的逆向灌注。
- 可能出现肺动脉瓣反流，导致血流从主动脉依次通过 DA、PV 和三尖瓣流向 RA。
- 出现胎儿水肿是一种严重且耐受不良的情况，预示着宫内死亡，特别是发生于瓣膜疾病没有进展性恶化时。
- 上述血流动力学变化通常是持续进展的，因此需要在妊娠期间进行仔细和频繁的监测。

超声特征

- 四腔心切面可显示以下异常（见图 11.3）：
  - Ebstein 畸形中两侧房室瓣显著的偏移

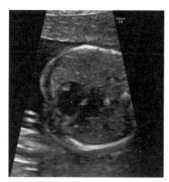

(a) Ebstein畸形的普通图像

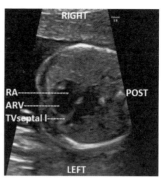

(b) 标注图像，显示三尖瓣隔瓣叶
(TV septal l) 明显的向心尖部移位

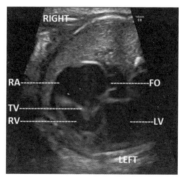

(c) 三尖瓣 (TV) 发育不良，瓣叶增厚但位置正常

RA，右心房；ARV，房化右室；RV，右心室；LV，左心室；FO，卵圆孔。POST，后侧；RIGHT，右侧；LEFT，左侧。

图 11.3　Ebstein 畸形和三尖瓣发育不良的四腔心切面视图

　　– 三尖瓣发育不良时瓣叶增厚
　　– RA 扩大
　　– 心胸比值(cardiac-thoracic ratio，C∶T) 增大
- 注意正常房室瓣环的位置，与瓣叶不在同一水平，但看起来像三尖瓣。
- 彩色多普勒显示三尖瓣反流的程度。

- 彩色多普勒可能显示肺动脉内的反向血流。
- 心房收缩时静脉导管内血流可能缺如或反向。
- 可能进展为胎儿水肿。

宫内进展和预后

- 轻微的 Ebstein 畸形和三尖瓣发育不良在孕早期可能并不明显，特别是在二维图像上。
- 下列病变有进展的趋势：
  - TR 增加
  - RA 扩大
  - C : T 比值增大
  - 肺动脉内前向血流减少
  - 室上性心动过速或房扑等节律异常，可能是 RA 扩大的结果
- 卵圆孔的非限制性分流是胎儿良好耐受的重要保障。
- 随着时间的推移，心脏会占据大部分胸腔。
- C : T 比值增大可能会危及肺发育。
- 高达 25% 的重症病例可能出现宫内死亡，特别是在妊娠后期，因此有必要在孕晚期进行非常密切的监测。
- 如果表现出疾病进展且血流动力学恶化的征象，可能需要提前分娩。

相关的心外畸形

- 通常是孤立性病变，但有报道合并三倍体或其他结构畸形。
- 公认与孕妇接受锂剂治疗有关系，但关联度在过去可能是被高估的。

产后预后和管理

- 取决于病变的严重程度和伴随的肺发育不良的程度。

- 轻中度症病例可能不需要特殊治疗，TR 的程度可能随着肺血管阻力的降低而减小，从而增加肺动脉内的前向血流。
- 重症病例可能需要接受房间隔造口术或三尖瓣相关的外科手术。
- 严重发绀的新生儿的病死率高。
- 出生后，三尖瓣发育不良可能在结构上和功能上都得到改善，轻症或双胎输血综合征（twin–twin transfusion syndrome，TTTS，详见第 23 章）的病例偶尔甚至在出生前就得到改善。

心室–动脉连接

肺动脉狭窄(PS)

发病率

- CHD 中占比 5%~8%。

解剖学

- 可进一步分为:
  - 瓣膜狭窄(90%)
  - 瓣下(漏斗部)狭窄
  - 瓣上狭窄
- 肺动脉瓣狭窄可能因瓣叶发育不良而产生。
- 肺动脉瓣下狭窄可能因对位不良的 VSD 而产生。

相关的心脏畸形

- PS 经常是更复杂的 CHD 的一部分。
- 显著的肺动脉瓣反流在宫内少见,通常是心功能受损的一种表现,包括:
  - 三尖瓣畸形
  - 动脉导管受限

血流动力学

- 轻中度 PS 在宫内通常可以良好耐受。
- 重度 PS 可能导致 RV 肥厚或功能不全。
- PS 可合并显著的反流:
  - 特别常见于肺动脉瓣环小、瓣叶发育不良时,类似于 APV
- 若合并三尖瓣畸形,则可能出现进展性的 TR。

超声特征

- 较轻的狭窄可能不会在宫内被发现,特别是在妊娠早期。

- 中度-重度的狭窄可能出现瓣叶增厚、活动受限或发育不良(图11.4)。
- 肺动脉可能出现：
  - 小于主动脉
  - 扩张，特别是 APV 时
- 多普勒可发现 RVOT 血流加速，合并或不合并一定程度的肺动脉瓣反流。
- 动脉导管内的血流是正向的，但当严重狭窄时是可能逆向。

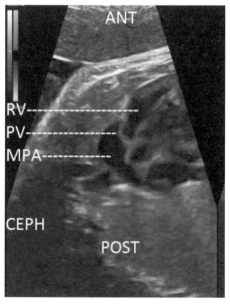

肺动脉瓣(PV)呈穹顶状、开放受限。RV，右心室；MPA，主肺动脉。ANT，前侧；POST，后侧；CEPH，头侧。

图 11.4　肺动脉瓣狭窄心室收缩时的长轴切面视图

宫内进展和预后

- PS 在产前可持续进展，甚至进展为极重的狭窄或肺动脉闭锁。
- 若进展为肺动脉闭锁(或重度狭窄)，动脉导管内的血流会变为逆向血流。

相关的心外畸形

- PS 可能合并有以下几种综合征：
  - Noonan 综合征、Leopard 综合征
  - Alagille 综合征：狭窄通常为肺动脉瓣上狭窄，难以在宫内发现
- RVOT 梗阻被认为是一种继发性的 CHD，可能发生于 TTTS 受血儿：
  - 即使 TTTS 被终止(治疗或分娩)，梗阻也可能继续进展
  - 这种情况下常有右心室肥厚性心肌病

产后预后和管理

- 治疗的方式和时机取决于狭窄的严重程度和合并的心脏畸形。
- 轻度的孤立性狭窄可能在产后消失。
- 重度狭窄者：
  - 可能存在动脉导管依赖性
  - 可能需要早期干预，通常采用球囊扩张成形
- 预后取决于：
  - 合并的心脏畸形
  - 合并的心外畸形。

肺动脉闭锁合并室间隔完整(PAIVS)

发病率

- CHD 中占比<1%。

解剖学

- 肺动脉瓣叶闭锁、被一团组织取代，没有血流通过。
- RV 无法正常发育，可能只有最初始的大小。
- 肺动脉的大小各不相同。
- 偶尔肺动脉是功能性的闭锁，继发于重度 TR。

相关的心脏畸形

- 约 1/3 的病例中，冠状动脉可能出现以下畸形：
  - 起源和分布异常
  - RV 和左右冠脉之间通过瘘道交通
- 当 RV 发育不良时冠脉畸形更常见，而存在冠脉畸形是预后不良的标志之一。
- 三尖瓣很少是完全正常的，可能表现为：
  - 严重发育不良并狭窄
  - ebstein 畸形

血流动力学

- RV 的血液只能逆行、即 TR，可能导致 RA 扩大。
- 部分冠脉灌注可能来源于 RV，这在出生干预后主动脉舒张压或 RV 压力降低的情况下会变得更具危害性。
- 缺少通过右侧的前向血流会导致 RV 甚至肺动脉进展性的发育不良。
- 动脉导管内的血流逆向灌注分支肺动脉。
- 心房收缩时静脉导管内的血流可能是逆向的。
- 卵圆孔右向左分流增加，而非限制性的分流是胎儿保持健康的重要保障。

超声特征

- 四腔心切面很可能是异常的(图 11.5)，RV 较小、部分有 RA 扩大。
- 肺动脉瓣表现为一个实性的组织，活动性非常有限。

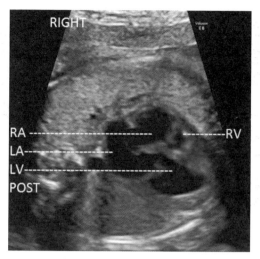

右心室(RV)腔小、壁厚，房间隔(IAS)明显的由右向左侧弯。RA，右心房；LA，左心房；LV，左心室。RIGHT，右侧；POST，后侧。

图 11.5　PAIVS 心室收缩时的四腔心切面视图

- 肺动脉可能看起来相对正常或相对较小，有时难以明确显示。
- 多普勒显示肺动脉瓣处前向血流缺失，而动脉导管内存在逆向血流(图 11.6)。
- 动脉导管来源的血流从闭锁的肺动脉瓣"反弹"进入分支肺动脉，因此表现为类似 MPA 内的前向血流。
- 常存在中重度的、高流速的 TR。
- 彩色多普勒可能发现冠状动脉瘘。
- 出现以下情况则需考虑继发性、功能性肺动脉闭锁：
  - RV 腔的大小接近正常
  - 肺动脉的大小接近正常

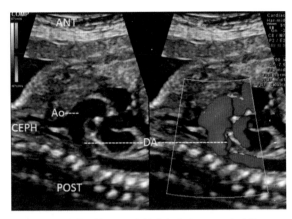

彩色多普勒显示动脉导管(DA)内的逆向血流。Ao，主动脉。ANT，前侧；POST，后侧；CEPH，头侧。

图 11.6　PAIVS 主动脉长轴切面视图

- 存在或发展为肺动脉瓣反流
- Ebstein 畸形或三尖瓣瓣叶发育不良，但接近正常大小
- 存在重度 TR

宫内进展和预后

- 除了卵圆孔严重受限的罕见病例外，此病变在宫内通常耐受良好。
- 右心血流不足导致 RV 进展性发育不良可能提示考虑宫内干预，以恢复 RV 的发育和功能，以及产后实现双心室循环的可能性。

相关的心外畸形

- 通常是孤立性病变。

产后预后和管理

- 此病变存在动脉导管依赖性。
- 主肺动脉和 RV 的大小决定了干预的方式。

- 若 RV 大小适中，则可能实现双心室循环。
- 通过射频消融及球囊扩张恢复肺动脉瓣处的前向血流，可能使 RV 随时间充分发育。
- 若 RV 太小而无法发挥生理功能，则在新生儿期进行分流手术，以作为建立 Fontan 循环的第一步。
- 冠状动脉瘘的存在与猝死风险有关，因此在某些国家被认为是讨论心脏移植的原因，而非考虑常规干预。

法洛四联症(TOF)

发病率

- 法洛四联症在 CHD 中占比 10%。

解剖学

- 包括 4 个经典的解剖特征：
  - 流出道 VSD
  - 由室间隔向前侧和头侧偏倚导致的肺动脉瓣下狭窄
  - 上述特征导致的主动脉骑跨
  - RV 肥厚(胎儿中不明显)

相关的心脏畸形

- 若主动脉骑跨超过 50% 至 RV，则被描述为法四型 DORV。
- 分支肺动脉可能发育细小。
- 可能合并有右位主动脉弓。
- 肺动脉瓣瓣环小且瓣叶发育不良可能合并有粗大的 PA，即 APV。
- TOF 可合并完全性 AVSD。

血流动力学

- 双侧心室向主动脉的非限制性血流，使主动脉得到良好的发育。

- 肺动脉血流可能有不同程度的受限，肺动脉的发育可能受到影响。

超声特征

- 尽管心轴通常向左移位，但四腔心切面可能是正常的。
- 其他切面会证实(图 11.7)：
  - 流出道 VSD
  - 主动脉骑跨
  - 大动脉不均衡(可能很不明显)
- 多普勒可证实 RVOT 的血流加速，且双侧心室的血流均进入主动脉。
- 约 20% 的主动脉弓位于右侧[图 11.7(e)]。
- 可能存在来源于主动脉弓或降主动脉的体肺侧枝血管供应部分肺血流。
- 肺动脉瓣反流和肺动脉增粗是 APV 的特征。

宫内进展和预后

- 随着 RVOT 梗阻加重，大动脉不均衡趋于持续进展。
- 该病变在妊娠期可良好耐受，不太可能危及胎儿。
- RVOT 梗阻可进展为肺动脉闭锁。

相关的心外畸形

- TOF 与心外畸形具有强相关性。
- 染色体畸形，包括：
  - 21-三体
  - 18-三体
  - 13-三体
  - 22q11 缺失
  - 其他罕见畸形
- 具有公认关联的综合征，包括：
  - VACTERL 综合征

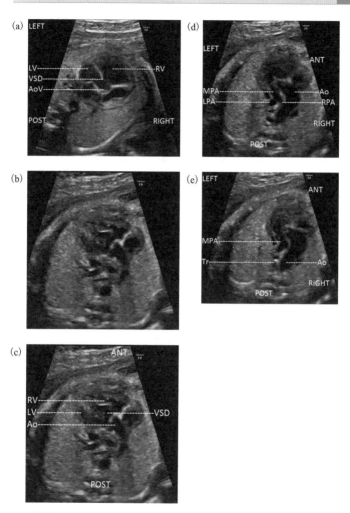

（a）扩展四腔心切面显示室间隔缺损（VSD）和骑跨的大动脉，在其他切面中证实骑跨的大动脉为主动脉（Ao）。（b，c）流出道切面普通图像和标注图像，即（a）图病例，显示 VSD 和 Ao 骑跨。（d）流出道斜切面视图显示主肺动脉（MPA）约为 Ao 的 50%，肺动脉有共汇。（e）此病例进一步扫描显示 Ao 位于气管（Tr）右侧，即法洛四联症合并右位主动脉弓。LV，左心室；RV，右心室；AoV，主动脉瓣；LPA，左肺动脉；RPA，右肺动脉。ANT，前侧；POST，后侧；LEFT，左侧；RIGHT，右侧。

图 11.7　胎儿法洛四联症的超声视图

– Alagille 综合征
– CHARGE 综合征

- 也与非综合征性心外结构畸形相关。

产后预后和管理

- 产后事件主要由 RVOT 梗阻的程度决定。
- 只有少数依赖于动脉导管。
- 矫正手术通常在出生后 6 个月内进行。
- 少数病例需首先进行体肺分流术。

法洛四联症合并肺动脉瓣缺如（TOF-APV）

- 约占 TOF 的 2%。
- 肺动脉瓣瓣环小、瓣叶细小发育不良（甚至缺如），同时造成 PS 和严重的肺动脉瓣反流［图 11.8（a）~（c）］。
- 主肺动脉及分支通常严重扩张，压迫发育中的近段气管［图 11.8（d）］。
- 与 TOF 相同，VSD 位于流出部。
- 四腔心切面通常显示 RV 异常大于 LV。
- 彩色和脉冲波多普勒显示血流在 RVOT 内往返运动，伴有狭窄的加速和反流进入 RV［图 11.8（b），（c），（e）］。
- 动脉导管通常缺如。
- 与其他畸形高度相关，特别是 22q11 缺失，至少占 25%。
- 很少见的情况下，类似的肺动脉瓣叶解剖可能合并室间隔完整：
  – 常有动脉导管
  – 肺动脉可能没有显著扩张
- 在宫内肺动脉瓣反流伴 RV 扩张可能进展，且肺动脉扩张加重。

- 高达 1/3 的病例会在新生儿期死亡。
- 治疗的目的在于早期恢复正常的解剖结构，但预后主要取决于气道病变的程度。

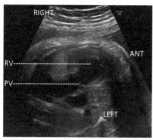

（a）心脏收缩时流出道切面显示增厚、僵硬的肺动脉瓣（PV）和增粗的肺动脉（PA）

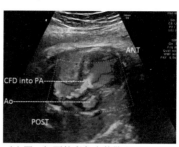

（b）同一切面的彩色多普勒（CFD）显示心脏收缩时右心室（RV）向 PA 的前向血流在 PV 处有加速

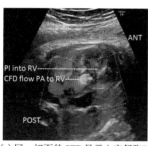

（c）同一切面的 CFD 显示心室舒张时 PA 向 RV 的血流，即肺动脉瓣反流（PI）

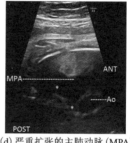

（d）严重扩张的主肺动脉（MPA）和分支肺动脉（图中"＊"）

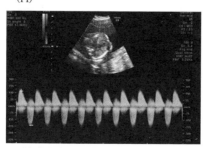

（e）连续波多普勒显示 PV 处往返的血流（＋心室舒张，－心室收缩）

Ao，主动脉。ANT，前侧；POST，后侧；LEFT，左侧；RIGHT，右侧。

图 11.8　法洛四联症合并肺动脉瓣缺如的右室流出道切面视图

肺动脉闭锁合并室间隔缺损

- 活产儿中发病率 1 : 10000。
- 部分在本质上是重症 TOF。
- RV 和 PA 之间没有连续，因此肺血流可能来源于：
  - 动脉导管逆向灌注，动脉导管位置可能存在变异，或
  - 通过起源于主动脉的侧枝血管，即大型体肺侧枝血管(major aortopulmonary communicating arteries, MAPCAs)
- 分支肺动脉可能正常、发育不良或缺如。
- 彩色多普勒可能识别 MAPCAs：
  - 数量不确定
  - 常起源于主动脉弓以远的降主动脉
  - 偶尔起源于主动脉横弓或头颈部血管分支
  - 可能难以与动脉导管鉴别
  - 尽管对产后管理有重大影响，MAPCAs 结构很难在胎儿中精确描述
- 鉴别诊断包括共同动脉干，产前通常难以区分。
- 可能与以下情况相关：
  - 染色体核型畸形，特别是 22q11 缺失
  - 其他心外结构畸形

右心室双出口(DORV)

- 指两根大动脉至少 50% 都起源于 RV。
- 主要分型有：
  - 无 VSD——常合并左侧房室瓣闭锁(详见第10章)
  - 主动脉瓣下 VSD、PS——与 TOF 或肺动脉闭锁合并 VSD 的血流动力学相似(详见第 10 章)

- 主动脉瓣下 VSD、无 PS——与孤立性 VSD 的血流动力学相似(详见第 12 章)
- 肺动脉瓣下 VSD——与 TGA 合并 VSD 的血流动力学相似(详见第 13 章)
- 远离两个动脉瓣的 VSD(最少见的类型)

大动脉畸形

- 主肺动脉的瓣上狭窄偶尔是孤立性病变。
- 局限性的狭窄或发育不良更常见于肺动脉分叉或远端：
  - 可能在胎儿中无法被发现，即便是严重的情况下
  - 可能与心内畸形相关，特别是 TOF 和 pAVSD
  - 可能与 Williams、Alagille 等综合征相关
- LPA 起源于 RPA 远端，即肺动脉吊带：
  - 可能与其他心脏畸形相关
  - 导致 LPA 形成包绕气管的血管环
  - 可能导致气管受压，可能与额外的气管或支气管狭窄甚至闭锁相关
  - 是血管环的一种形式（详见第 10 章）
- 在以下几种情况，肺血流可能部分或完全来源于主动脉：
  - TOF 和 pAVSD
  - 隔离肺
  - 弯刀（scimitar）综合征
- 这些动脉血管可以被影像和多普勒检测到，但难以在胎儿中准确描述。

第 12 章

间隔畸形

- ❖ 房间隔缺损
- ❖ 室间隔缺损
- ❖ 房室间隔缺损

房间隔缺损

前言

- 开放的卵圆孔对来自胎盘的氧合血由右向左以供应重要器官是至关重要的。
- 卵圆孔未闭和房间隔缺损（atrial septal defect, ASD）的鉴别是困难的，通常仅在房间隔组织几乎完全缺失的情况下才可以被准确区分。有证据表明，当胎儿房间隔上的缺失超过升主动脉直径时，需考虑出生后存在有临床意义 ASD 的可能。
- 心房水平的分流在部分结构性心脏畸形中特别重要，特别是在如三尖瓣闭锁或二尖瓣闭锁（详见第 10 章、第 11 章）等房室连接畸形中。卵圆孔水平分流受限可能产生严重的血流动力学后果，导致胎儿水肿甚至宫内死亡。
- 部分胎儿中房间隔的卵圆瓣扩大，且似乎在双侧心房内活动。这并非异常发现，但可能与心房异位搏动发生率增加有关。

继发孔型 ASD

发病率

- 产后 CHD 中占比 10%，但在罕有在宫内诊断（见前言部分）。
- ASD 偶尔是常染色体显性遗传（常合并有长 PR 间期）。

解剖学

- 卵圆窝缺损，通常难以与卵圆孔区分（见前言部分)。

相关的心脏畸形

* 任何结构性的心脏病变。

超声特征

* 四腔心切面显示卵圆窝缺损。

相关的心外畸形

* Holt-Oram 综合征(详见第 2 章)。

产后预后

* 数年内通常都没有血流动力学影响;如果在 3 至 4 岁内没有自然闭合则需要手术闭合,常经导管进行。

静脉窦型 ASD

* 缺损靠近 SVC 与 RA 的连接部位,或者更少见的 IVC 与 RA 的连接部位。
* 上腔型缺损中,SVC 和右上肺静脉骑跨于缺损之上。
* 孤立性病变很少可以在胎儿中确诊。

原发孔型 ASD

* 更准确的描述是部分性 AVSD(见下文)。

室间隔缺损

前言

- VSD 是最常见的结构性心脏畸形, 在所有 CHD 中占比达 25%。
- VSD 可为:
  - 单发或多发
  - 大小不一
  - 位置不一
  - 孤立性的, 或
  - 合并其他形式的 CHD
- 这些特点会影响:
  - 产前诊断率
  - 胎儿和出生后的血流动力学影响
  - 自然闭合的可能性
- VSD 根据位置和与相临瓣膜的关系进行分类。
- 临床实践中, VSD 的分型往往不明确, 在解剖学上有一定重叠。
- 就产前诊断的目的而言, VSD 可以分为以下类型:
  - 膜周部 VSD——最常见
  - 流入道肌部 VSD
  - 流出道肌部 VSD
  - 肌部 VSD——中段或心尖
  - 双动脉相关型 VSD

解剖学

- 室间隔的膜部:
  - 三尖瓣和主动脉瓣都相连的纤维区域

- 临床实践中，VSD 常延伸至周围的肌肉间隔，因此称为"膜周部"VSD。
- 流入道间隔：
  - 位于入口瓣膜(二尖瓣和三尖瓣)之间
  - 膜周区域的后方
  - 标准四腔心切面上显示的室间隔部分
- 流出道间隔：
  - 位于主动脉瓣的下方
  - 在 2 条大动脉交叉的地方
  - 流入道的前方
  - 可能使室间隔偏离从而导致任一流出道梗阻(偏离或对位不良)
- 室间隔的其余部分可以被描述为肌部，且可细分为中部和心尖部，此部位的 VSD：
  - 通常是多发的
  - 可以是细小的，或者
  - 可以是巨大的，使室间隔几乎缺失导致功能性的单心室，或者
  - 中等大小
- 双动脉相关型 VSD：
  - 在远东比西方更常见得多
  - 与两个动脉瓣位于同一水平且相邻

相关的心脏畸形

- 可并发于大部分的心脏畸形。
- 膜周部 VSD 可并发于：
  - CoA
  - TGA
- 流入部 VSD 可能是过渡性或完全性 AVSD 的一部分。
- 流出部 VSD 是以下疾病的必要组成部分：
  - TOF

　　– DORV

　　– 共同动脉干

● 肌部 VSD 可并发于大部分心脏结构畸形。

血流动力学

● VSD 在胎儿期血流动力学上并不重要，因为正常左右心室的压力是相同的。

● 在没有 LVOT 梗阻的情况下，血流通常是从右到左的低速分流。

● 在某些病变中（如三尖瓣闭锁、二尖瓣闭锁、左室双入口等），VSD 是血液进入某个心室的必要通道。

超声特征

● 小的 VSD 在产前影像和多普勒评估中都可能被遗漏。

● 影像上人为的"缺失"可能具有误导性，因此需要在不同切面下确认 VSD。

● 膜周部 VSD（图 12.1）：

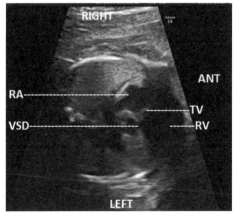

四腔心切面向前旋转显示靠近主动脉出口的膜周部室间隔缺损（VSD），位于三尖瓣（TV）隔瓣叶的下方。RA，右心房；RV，右心室。ANT，前侧；RIGHT，右侧；LEFT，左侧。

图 12.1　膜周部室间隔缺损切面视图

- 小缺损特别容易漏诊
- 可能有三尖瓣组织包绕缺损,且瓣叶不像出生后一样突向 RV
- 彩色多普勒可能确认存在缺损
- 流入部 VSD:
  - 通常较大
  - 房室瓣无偏移(图 12.2)

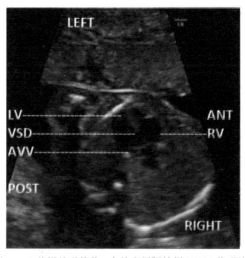

房室瓣(AVV)关闭且无偏移,大的室间隔缺损(VSD)位于流入部。心动周期的其他切面将显示两组分隔的房室瓣和正常的房间隔。LV,左心室;RV,右心室。ANT,前侧;POST,后侧;LEFT,左侧;RIGHT,右侧。

图 12.2　流入部室间隔缺损心室收缩时的四腔心切面视图

- 流出部 VSD:
  - 通常较大
  - 缺失室间隔与主动脉的连续性(图 11.3 和图 11.7)

- 主动脉(或大动脉转位时的肺动脉)可能骑跨在 VSD 上(图 12.3)。

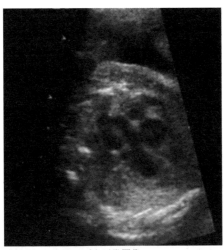

(a) 正常图像

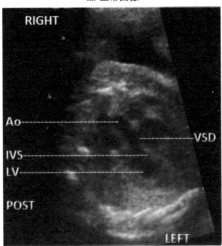

(b) 标注图像

主动脉瓣下室间隔缺损(VSD)合并主动脉(Ao)骑跨。IVS:室间隔;LV:左心室。POST:后侧;RIGHT:右侧;LEFT:左侧。

图 12.3　主动脉瓣下室间隔缺损的左室流出道切面视图

- 肌部 VSD：
  - 若仔细检查室间隔，许多肌部 VSD 可以被发现（图 12.4）
  - 彩色血流多普勒可更清楚的显示缺损大小，或显示影像中未发现的缺损
- 双动脉相关型缺损位于两个动脉瓣瓣叶的下方，相对于膜周部或流出部缺损更靠前方。主动脉瓣反流在出生后常见，但在产前并不常见。

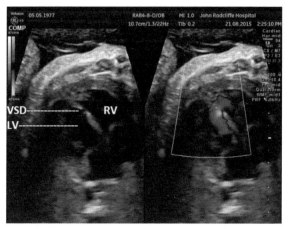

二维图像显示明显的小肌部室间隔缺损（VSD），彩色血流多普勒下缺损显示更大。蓝色血彩信号表示从右心室（RV）到左心室（LV）的血流，即胎儿 VSD 主要的分流方向。

图 12.4　肌部室间隔缺损的四腔心切面视图

宫内进展和预后

- 孤立性的 VSD 在产前可良好耐受。
- 膜周部和肌部 VSD 可能会在儿童期自然闭合，偶尔甚至在宫内。

相关的心外畸形

- 流入部 VSD，特别是作为完全性 AVSD（见下文）的一部分时，与染色体畸形有强相关性，尤其与 21-三体相关。
- 流出部 VSD，结合其他公认的心脏畸形，与心外畸形（包括染色体和综合征）具有强相关性，特别是：
  - 18-三体
  - 13-三体
  - 22q11 缺失

产后预后和管理

- 取决于 VSD 的血流动力学状态，而血流动力学状态又取决于 VSD 的：
  - 大小
  - 数量
  - 位置
  - 合并畸形
- 对于较大的缺损，治疗策略包括：
  - 外科手术关闭
  - 若 VSD 很大，或多发缺损，或合并有其他心脏或心外畸形，可在婴儿早期进行肺动脉环缩手术以限制肺血流
  - 对于少数缺损，在渡过婴儿期后可以通过经导管装置关闭

房室间隔缺损

前言

- 房室间隔：
  - 是由两组房室瓣相对偏移而产生得区域
  - 分隔 RA 和 LV（图 4.2）。
- 此区域的缺损可能：
  - 局限于心房（部分性 AVSD，partial atrioventricular septal defect，pAVSD），或
  - 同时累及心房和心室（完全性 AVSD，complete atrioventricular septal defect，cAVSD）

部分性房室间隔缺损（pAVSD）

发病率

- CHD 中占比 1%~2%。

解剖学

- 原发房间隔区域的缺损，靠近房室瓣或位于其上方。
- 既往称为原发孔 ASD。

相关的心脏畸形

- 左侧房室瓣几乎总有裂隙。
- 三尖瓣也可能有裂隙。
- 偶尔存在 LV 流出道畸形或 CoA。

超声特征

- 四腔心切面显示以下特征性异常：
  - 房室瓣不存在偏移（但仍有两组独立的瓣膜）
  - 房间隔下部的缺损（图 12.5）

- 多普勒可显示此区域的血流，经常可见房室瓣反流。
- 冠状静脉窦扩大，与二维图像表现相似，但房室瓣有正常的偏移。

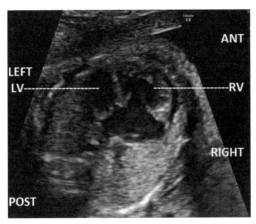

显示流入部室间隔完整，两组独立开放的房室瓣，但房室瓣相邻的房间隔缺失。ANT，前侧；POST，后侧；LEFT，左侧；RIGHT，右侧。

图 12.5　部分性房室间隔缺损心室舒张时的四腔心切面视图

宫内进展和预后

- 孕期耐受良好。
- 房室瓣反流的严重程度在孕期和新生儿期可加重也可减轻。

相关的心外畸形

- 可能为孤立性病变，但也可能合并：
  - 染色体畸形，包括 21-三体（高达 40%）
  - 一些结构性畸形或综合征
  - 异构畸形，特别是左房异构

产后管理和预后

- 新生儿期的任何临床问题很可能都与合并的其他心

脏或心外畸形相关。

- 几乎肯定需要外科手术以关闭缺损(或同时修复房室瓣),手术时机受以下因素影响:
  - 合并的畸形
  - 房室瓣反流程度
  - 心房分流的大小

完全性房室间隔缺损

发病率
- 完全性房室间隔缺损(cAVSD)在 CHD 中占比 2%。

解剖学
- cAVSD 病变本质上的 3 个主要组成部分:
  - 原发孔 ASD
  - 流入部 VSD
  - 单组共同房室瓣
- 既往称为心内膜垫缺损。

相关的心脏畸形
- 可能合并于:
  - 其他 VSD(肌部)
  - 法洛四联症(TOF)
  - 右房或左房异构(详见第 14 章)
- 若共同房室瓣与一个心室更密切则可能为"不平衡型",导致另一心室和相关大动脉的发育不良。

超声特征
- 四腔心切面显示以下特征性异常(图 12.6):
  - 房室瓣无偏移
  - 功能性单组房室瓣
  - 房间隔下部缺损
  - 室间隔流入部缺损
  - RV 通常稍大于 LV

- 多普勒可能发现共同房室瓣反流。
- 任何合并流出道畸形的特征，特别是当心室存在显著的不平衡时。

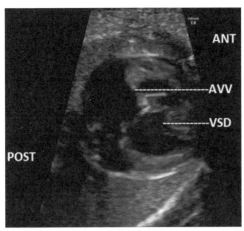

(a) 心室收缩期图像

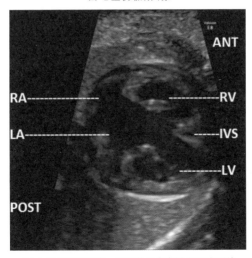

(b) 心室舒张期图像，显示单组房室瓣（AVV）开放

VSD，室间隔缺损；RA，右心房；RV，右心室；LA，左心房；LV，左心室；IVS，室间隔。ANT，前侧；POST，后侧。

图 12.6 完全性房室间隔缺损的四腔心切面视图

宫内进展和预后

- 胎儿常可良好耐受，但可能有水肿和宫内死亡，特别是存在核型异常时。
- 少数病例可能出现房性心律失常。

相关的心外畸形

- 产前诊断病例中 50%~75% 合并有 21-三体。
- 也与 13-三体和 18-三体相关。
- 与其他综合征相关，包括 VACTERL 和 CHARGE 综合征。
- 异构畸形，特别是右房异构，常合并严重的肺动脉流出道梗阻。

产后管理和预后

- 通常在 6 月龄进行外科矫治手术。

过渡性房室间隔缺损

在病变的心室部分较小且有两个独立的房室瓣口时使用此诊断。在胎儿中判断 VSD 大小甚至确认是否存在缺损都是困难的。

第 13 章

心室-动脉连接异常

引言

　　心脏的正常四腔切面可识别心房和心室，并显示正常的房室连接，但需要其他切面才能识别离开心脏的大动脉从而确定心室动脉连接。心室-动脉连接异常属于复杂病变一部分，与其相关的病变在本书其他章节中描述。

大动脉转位

发病率
- 大动脉转位在 CHD 中占比 5%，男女比例 3∶1。

解剖学
- 心室–动脉连接不一致：
  - 主动脉发自形态 RV
  - 肺动脉发自形态 LV

相关的心脏畸形
- 孤立性时称为单纯 TGA。
- 高达 40% 的 TGA 患者存在 VSD。
- 主动脉缩窄（CoA）。
- PS，可能有多种机制，常合并 VSD。
- 较少见有 AS。
- 也可合并有复杂 CHD。

血流动力学和胎儿影响
- 肺动脉血流氧饱和度高于主动脉，这可能对动脉导管闭合（见本主题后面部分）和出生后肺血管阻力持续升高很重要。
- 发育中大脑的血供主要来自 SVC 而不是胎盘，这是一个有很有争论的话题，因为代谢物质含量以及氧饱和度与正常连接的心脏不同。

超声特征
- 四腔心切面通常是正常的：
  - 房室瓣偏移可能很不易察觉。
- 其他切面显示动脉连接异常：
  - LV 发出动脉从后方分支进入双肺
  - RV 发出动脉进而发出头颈部血管

- 两个大动脉平行排列，主动脉位于前方（图 13.1）。

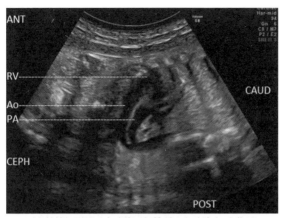

(a) 长轴切面显示大动脉平行排列，主动脉（Ao）位于
肺动脉（PA）前方并起自右心室（RV）

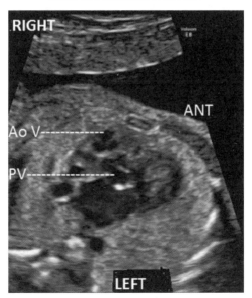

(b) 短轴切面显示 Ao 位于 PA 的右前方

AoV，主动脉瓣。ANT，前侧；POST，后侧；CAUD，尾侧；CEPH，头侧；
RIGHT，右侧；LEFT，左侧。

图 13.1 完全性大动脉转位的大动脉切面视图

- 当在同一切面显示两个动脉瓣时，动脉瓣位于同一平面，而非正常连接心脏中的直角关系(图 13.2)。

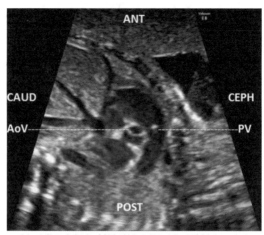

(a)正常心室舒张时的短轴切面显示主动脉瓣(AoV)和
肺动脉瓣(PV)相互呈直角

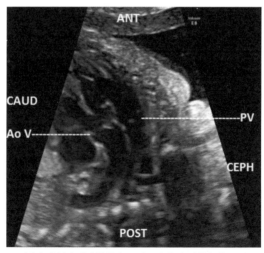

(b)完全性大动脉转位(TGA)心室舒张时的长轴切面
显示AoV和PV位于同一平面，平行排列

ANT，前侧；POST，后侧；CAUD，尾侧；CEPH，头侧。

图 13.2   正常和完全性大动脉转位的大动脉切面视图

- 无法获得正常的三血管切面。
- 存在其他病变时，多普勒可以显示通过动脉瓣膜的异常血流或流速。

宫内进展和预后

- 此病变在宫内通常耐受良好。
- 部分胎儿中，动脉导管和房间隔为限制性分流，表现为：
  - 房间隔增厚僵硬，或过度摆动
  - 卵圆孔处没有清晰的彩色血流信号
  - 图像上显示动脉导管狭窄
  - 动脉导管内双向多普勒信号
- 宫内监测是恰当的，限制性分流进展的证据表明需要产后的早期干预。
- 超声心动图没有发现限制性动脉导管或卵圆孔并不能保证有满意的新生儿早期状态。

相关的心外畸形

- 单纯 TGA 通常是孤立性的，与心外畸形的相关性低。
- TGA 与母体 1 型糖尿病有关：
  - 更好的监测和控制糖尿病的结果难以明确。
  - 妊娠期糖尿病或 2 型糖尿病的作用不明

产后预后和管理

- 产后干预的时机取决于：
  - 卵圆孔的大小
  - 是否存在 VSD 及大小
  - 动脉导管的大小
  - 肺血管阻力
- 前列腺素用于保持动脉导管开放。

- 若认为氧合血和脱氧血混合不充分，则在新生儿早期行房间隔球囊造孔术。
- 动脉调转手术在出生后几天到数周内进行。
- 长期随访是恰当的，有望获得正常的生活质量。

先天性矫正型大动脉转位

发病率

- 先天性矫正型大动脉转位在 CHD 中占比<1%。

解剖学

- 静脉-心房连接正常。
- 异常的：
  - 心房-心室连接
  - 心室-动脉连接

血流动力学

- 双重的不一致导致生理学的矫正：
  - 从肺回到心脏的血流通过主动脉流出，但经过 RV。
  - 从头颈部和躯体回到心脏的血流通过肺动脉流出，但经过 LV

相关的心脏畸形

- 可能合并：
  - 右位心(或中位心)
  - 高达 70% 合并有 VSD(常为膜周部)
  - 肺动脉狭窄(或闭锁)
  - AS
  - CoA
  - 心室发育不良
  - 体循环(形态学右侧)房室瓣的 Ebstein 畸形(或发育不良)
  - 不同程度的传导阻滞，包括可能在宫内或产后出现的完全性传导阻滞

超声特征

- 心脏的位置可能异常。
- 内脏正位或反位。
- 四腔心切面显示异常(图 13.3):
  - 房室瓣反向偏移
  - 心室的位置关系常存在异常,因此难以获得常规的四腔心切面
- 大动脉常平行排列,在任何情况下心室-动脉连接都是异常的。
- 合并的心脏畸形如前述。
- 如果发生心脏传导阻滞,可能会出现心动过缓。

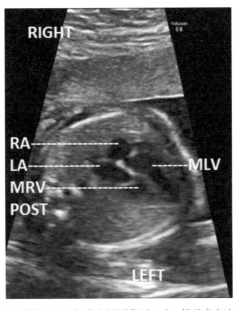

房室瓣反向偏移,即左侧房室瓣更靠近心尖,提示房室连接不一致。RA,右心房;LA,左心房;MRV,形态学右心室;MLV,形态学左心室。POST,后侧;RIGHT,右侧;LEFT,左侧。

图 13.3 先天性矫正型大动脉转位的四腔心切面视图

宫内进展和预后

- 孤立性先天性矫正型 TGA 通常在宫内可良好耐受。
- 瓣膜狭窄可能在宫内进展。
- 体循环的房室瓣反流可能会进展，且不一定等到出生后才出现。
- 心率可能变慢：
  - Ⅰ度和Ⅱ度房室传导阻滞可进展为Ⅲ度（完全性）传导阻滞
- 在严重心动过缓或严重房室瓣反流时可能发展为胎儿水肿。

相关的心外畸形

- 先天性矫正型 TGA 通常为孤立性病变。

产后预后和管理

- 没有其他心脏结构畸形或传导阻滞时，此病变可能数十年都不被发现。
- 由于 RV 作为体循环心室，随着时间推移可能出现右室功能不全的表现。
- 其他心脏病变的存在和严重程度将决定出生后干预的必要性和时机，并决定预后。

永存动脉干(共同动脉干)

发病率

- 永存动脉干在 CHD 中占比<1%。

解剖学

- 心脏仅发出一根动脉干, 并分支为:
  - 冠状动脉
  - 主动脉
  - 肺动脉
- 大部分病例中, 动脉干骑跨于大的 VSD 上。
- 动脉干的瓣膜通常是畸形的:
  - 可能有 4 个瓣叶, 甚至更多
  - 常有反流
  - 可能存在狭窄
- 肺动脉直接从动脉干上发出, 但可能有多种不同的解剖关系:
  - 从升主动脉发出后迅速分支为左右肺动脉
  - 开口相邻但是独立
  - 从升主动脉的两侧分别发出左右肺动脉

相关的心脏畸形

- 主动脉弓可能位于右侧。
- 主动脉弓可能中断。
- 动脉导管缺如, 除非主动脉弓中断。

血流动力学

- 通常可良好耐受。
- 共同动脉瓣反流或严重狭窄可导致心衰。

超声特征

- 四腔心切面可能是正常的。

- 三血管切面是异常的。
- 其他切面显示单根血管离开心脏并骑跨在 VSD 上。
- 共同动脉瓣在二维图像上可能表现为发育不良。
- 多普勒可能显示共同动脉瓣的反流。
- 肺动脉可能起源于共同动脉干(图 13.4)。

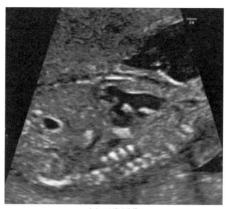

(a) 正常图像

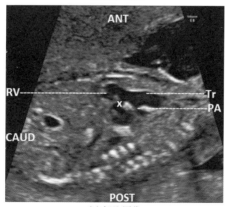

(b) 标注图像

室间隔缺损(图中"×")和起源于共同动脉干(Tr)的肺动脉
(PA)。RV, 右心室。ANT, 前侧; CAUD, 尾侧。

图 13.4　永存动脉干大动脉长轴切面视图

- IAA 的特点是有一个小的升主动脉发出头颈部血管，但没有主动脉弓。

宫内预后和进展

- 宫内通常可良好耐受。
- 共同动脉瓣可能进展性的反流。

相关的心外畸形

- 常（约 30%）合并 22q11 缺失。

产后预后和管理

- 通常需要在新生儿期手术修复，除非存在其他病变和综合征方面的禁忌。
- 心外畸形对生存率有显著的影响。

复合畸形

心室双入口

发病率
- 心室双入口在 CHD 占比<1%。

解剖学
- 两组房室瓣都开口向同一心室,事实上几乎总是形态学 LV。
- 右心室双入口极其罕见。
- RV 小,常发育不良。
- VSD(在这种情况下有时称为球室孔)使得血液进入残余心室(通常为右侧)及其发出的动脉。
- 动脉连接可能不同:
  - 正常连接,可能有肺动脉流出道梗阻。
  - 转位,可能有体循环流出道梗阻和(或)CoA。

相关的心脏畸形
- 可能存在房室瓣狭窄或反流。
- 大动脉位置关系可能异常。

血流动力学
- RV 充盈取决于存在的 VSD。
- 若 VSD 是或演变为限制性分流,RV 的发育可能被进一步受限。
- 若 VSD 是限制性的,则从残余心室(RV)流向动脉的血流会受限。

超声特征
- 四腔心切面可显示以下特征性异常(图 14.1):
  - 两个入口瓣膜开向同一心室
  - 应该可以看见小的残余心室和 VSD。
- 其他切面显示大动脉比例失衡,伴有或不伴有心室-动脉连接不一致(图 14.2)。

- 若存在动脉导管依赖性 CoA,则弓部切面可能显示主动脉弓小。

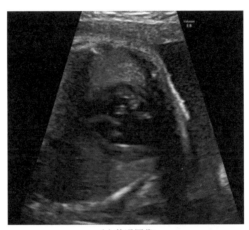

(a)普通图像

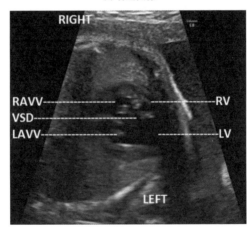

(b)标注图像,显示右侧房室瓣(RAVV)和左侧房室瓣(LAVV)都开向左心室(LV)。通过室间隔缺损(VSD)连接小的右心室(RV)。RIGHT,右侧;LEFT,左侧。

图 14.1   左心室双入口的四腔心切面视图

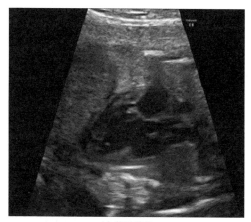

(a) 普通图像

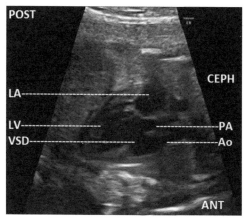

(b) 标注图像，显示大的左心室 (LV)、室间隔缺损 (VSD)，
小的右心室 (RV)，大动脉平行排列且主动脉 (Ao) 位于
肺动脉 (PA) 前侧。ANT，前侧；POTT，后侧；CEPH，头侧。

图 14.2　左心室双入口合并大动脉转位的长轴切面视图

宫内进展和预后

- 此病变在孕期常可良好耐受。
- VSD 可能变为限制性分流。

- 大动脉比例失衡可能加重。

相关的心外畸形

- 通常为孤立性病变。

产后预后和管理

- 可能存在动脉导管依赖性。
- 无法实现解剖学矫治, 治疗是姑息性的并取决于解剖类型, 但可能包括:
  - 若肺血流不足, 行体循环-肺循环分流
  - 若合并 TGA, 行 CoA 矫治和肺动脉环缩
  - 若合并 TGA 及限制性 VSD, 行 D-K-S 手术或 VSD 扩大术
  - 在 6~12 月龄行 Glenn(SVC-肺动脉)分流
  - 学龄前完成全腔静脉-肺动脉连接。

偏侧性畸形

脏器的正常排列(形态学上的左肺和左心房位于左侧,胃和脾位于左侧,肝位于右侧)称为内脏正位。完整的镜像排列称为内脏反位。其他所有的内脏位置异常统称为内脏不定位,很多情况是双侧右侧(右房异构)或左侧(左房异构)。本章节对他们的典型特征进行了描述,尽管部分病例同时具有两种类型的特征。右位心、心脏和胃反位详见第 15 和 16 章。

异构发生率(左房或右房异构,或不定位)

- 异构畸形在 CHD 中占比约 2%,有症状 CHD 新生儿中占比 1%。
- 若父母近亲结婚则更常见。

解剖学(包括相关的心脏和心外畸形)

左房异构

- 双侧心房都为左心房结构,典型的特征包括:
  - 双侧均为左心房结构
  - IVC 中断,因此不会汇入 RA
  - 奇静脉(右侧)和半奇静脉(左侧)与 IVC 延续,并穿过膈肌,经心脏后方、降主动脉前方汇入左侧或右侧的 SVC(图 11.1)
  - 肝静脉直接汇入心房,即使在少数 IVC 未中断的情况下
  - 高达 30% 的病例中合并有 VSD 或 cAVSD
  - 心脏可能为右位心、中位心(心脏居中)或位于正常位置

- 可能存在心肌病并在妊娠期间进展，常为 LV 致密化不全合并不同程度的心肌收缩功能不全
- 在缺少形态学 RA（正常窦房结的位置）的情况下，心脏节律通常仍为房室传导且有正常的房室传导时间
- 可能发展出不同程度的心脏传导阻滞，通常在孕中期出现
- 将来可能会出现完全性传导阻滞，这些病例通常有心肌病

- 可能出现腹腔脏器畸形，包括：
  - 多脾
  - 偶有胆道闭锁（产前难以排除）
  - 胃可能在右侧
  - 肠道的旋转总是异常的，但大多数情况下都不会导致肠扭转
  - 仔细规划产后对这些特征的多学科评估很重要
- 随着筛查的准确性越来越高，更多没有血流动力学改变的左房异构病例被检测到。脾脏、肠道和肝脏问题仍需评估。

右房异构

- 双侧心房都是右心房结构且无脾（Ivemark 综合征），包括以下特征：
  - 双侧均为右心房结构
  - 在膈肌水平，主动脉和 IVC 通常位于同一侧
  - 肺静脉异位引流（没有形态学左心房），汇入无名静脉或 SVC 与心房交界处
  - cAVSD，可能为一侧心室显著大于另一侧的"不平衡型"
  - DORV，即两个大动脉均与 RV 连接
  - 大动脉位置关系异常，主动脉位于肺动脉前方

- 肺动脉狭窄(或闭锁)
- 双侧 SVC,且冠状静脉窦缺如
- 心脏位置异常,包括右位心
- 此外,腹腔脏器位置异常也较为常见,包括:
  - 胃可能位于中间或右侧
  - 肠扭转的风险与左房异构相似
  - 肝脏常位于中间
  - 在这种情况下通常无脾(与产后预防性抗生素和免疫接种有关)
  - 对这些问题进行彻底的产后评估很重要

异构状态的超声特征

- 膈肌水平 IVC 和主动脉的位置如前述。
- 心脏和胃的位置必须明确。
- 四腔心切面可能是正常的。
- 常有心室和大动脉的不均衡。
- 左房异构时可能有节律异常(传导阻滞)。
- 左房异构时可能有 LV 心肌致密化不全。
- 多普勒可能发现房室瓣的反流、肺动脉流出道的狭窄或闭锁。

心外畸形

- 此类心脏畸形合并的心外结构性畸形大部分已在前文中描述。
- 合并有染色体畸形罕见。

预后

- 更严重的心脏畸形可能与预后不良相关:
  - 动脉导管依耐性循环更常见于右房异构。
  - 在某些情况下,心脏解剖结构只能进行姑息性外

科手术

- 无论是否伴有心肌病, 完全性心脏传导阻滞可能导致水肿, 预后极差
- 无脾与细菌性败血症的风险增加有关。
- 这组心脏畸形的复发风险可能高于其他形式的CHD, 可能高达 10%。

第 15 章

其他畸形概览

前言

- 虽然对心脏异常进行精确描述可能具有挑战性，但有时心脏解剖或节律存在明显异常则需要进一步评估。
- 第一印象可能提示以下异常：
  - 心脏位置
  - 心脏大小
  - 心腔不均衡
  - 动脉不均衡
  - 节律紊乱
  - 收缩力降低
- 本章后续表格中总结了常见的异常发现，并列出了在存在特定发现时应考虑的鉴别诊断。
- 相关诊断的更多信息，请参见对应章节。

心腔异常表现

- 心脏正常四腔心切面的特征详见第6章,包括:
  - 心脏位于左侧,占胸腔的 1/3 左右
  - RA 与 LA 的大小相似
  - RV 稍大于 LV(特别是孕晚期),但两者共同构成心尖。
- 心腔异常见表 15.1。

表 15.1　心腔异常

观察特征	考虑诊断
右房大	三尖瓣闭锁 Ebstein 畸形 三尖瓣发育不良 特发性 RA 扩张,罕见 静脉导管缺如,脐静脉直接汇入 RA
右房小	常是左房扩大的表现
左房大	左侧房室瓣反流 主动脉狭窄或闭锁
左房小	HLHS CoA TAPVD
右室大	正常变异 CoA HLHS 心肌病 动脉导管受限或早闭 APV 综合征 RV 憩室

续表15.1

观察特征	考虑诊断
右室小	三尖瓣闭锁 PAIVS 左心室双入口 不平衡型 AVSD
左室大	重度 AS 心肌病 右心梗阻性病变
左室小	正常变异 CoA HLHS IAA 二尖瓣闭锁 主动脉闭锁 DORV 不平衡型 AVSD
全心扩大	严重的宫内生长受限(胸腔小) 心肌病 高动力性循环,包括: · 贫血 · 动静脉瘘
心房大于心室	限制性心肌病
全心缩小	心外畸形,包括: · 肺囊腺瘤畸形 · 大量胸腔积液 · 气管闭锁

续表15.1

观察特征	考虑诊断
房室瓣无偏移	cAVSD pAVSD 流入部 VSD 其他结构畸形 部分 21-三体胎儿，心脏其他结构正常
房室瓣偏移过大	Ebstein 畸形
房室瓣反向偏移	先天性矫正型 TGA

大动脉异常表现

- 正常大动脉的表现详见第 6 章, 包括:
  - 肺动脉>主动脉, 在孕晚期直径比可达 1.4 : 1
  - 大动脉离开各自心室时存在交叉
  - 动脉瓣相互成直角。
- 大动脉异常见表 15.2。

表 15.2　大动脉异常

观察特征	考虑诊断
肺动脉显著大于主动脉	PS CoA HLHS 主动脉狭窄或闭锁 APV 综合征
主动脉大于肺动脉	肺动脉闭锁 TOF 肺动脉闭锁合并 VSD DORV 合并主动脉瓣下 VSD、PS("TOF 型")
动脉平行排列无交叉	TGA 先天性矫正型 TGA DORV 合并肺动脉瓣下 VSD("TGA 型")
仅可见1 根大动脉	肺动脉闭锁 主动脉闭锁 HLHS 共同动脉干

心脏位置异常

- 此部分内容在第 16 章详细描述。
- 在扫描开始前, 辨别胎儿的左右非常重要。
- 心脏位置异常见表 15.3。

表 15.3　心脏位置异常

观察特征	考虑诊断
心脏位于右侧, 心尖朝右	内脏反位 内脏异位: · 左房或右房异构
心脏位于右侧, 心尖朝左	纵隔偏移: · 左侧胸腔占位性病变, 或 · 右肺发育不良
心脏居中, 心尖不定位	正常变异 以上任何情况

心脏轴向异常

　　正常心脏轴向为中线向左 45°。在没有胸部或腹部异常可以解释的情况下，该角度出现±20°的显著变化则可能是结构性心脏病变的标志，特别是：

- TOF
- 肺动脉闭锁合并 VSD。

3VT 切面异常

- 正常 3VT 切面的标准详见第 7 章,包括:
  - 肺动脉 > 主动脉 > SVC
  - 动脉导管与主动脉位于气管左侧,呈"V"字形汇合
  - 血管内血流方向相同。
- 对于许多 3VT 切面存在异常的病变,四腔心切面和大动脉切面通常已经得到证实,并在本章前面的表格中加以说明。
- 三血管气管(3VT)切面异常见表 15.4。

表 15.4 三血管气管(3VT)切面异常

观察特征	考虑诊断
血管大小	
A. 主动脉小	LVOT 血流前向 · CoA LVOT 血流逆向 · 主动脉闭锁 · HLHS 主动脉横弓或远端血流逆向 · 重度或极重度 AS · IAA

续表15.4

观察特征	考虑诊断
B. 肺动脉或导管弓小	RVOT 血流前向 · TOF · Ebstein 畸形 · 三尖瓣闭锁 RVOT 血流逆向 · 肺动脉闭锁
C. 主动脉扩张	主动脉瓣窄后扩张 · TOF 或肺动脉闭锁合并 VSD
D. 肺动脉扩张	PS 窄后扩张 · TOF 合并 APV
E. SVC 扩张	贫血 · 脑动静脉畸形 · 左房异构, 奇静脉连接 IVC 至 SVC · 心上型 TAPVD
血管排列	异常 · TGA · DORV
血管数量	2 根血管 · 单根大动脉 　– 另一大动脉因瓣膜闭锁而极小 　– 共同动脉干 · TGA[*] · DORV[*] [*] 有 2 根大动脉但 3VT 切面上仅可见 1 根

续表15.4

观察特征	考虑诊断
	4 根血管 · 双侧 SVC（常有左侧 SVC 汇入扩大的冠状静脉窦） · 双主动脉弓
与气管的关系	主动脉位于气管的右侧 · 右位主动脉弓（主动脉和肺动脉在气管后方"U"形汇合） 气管双侧均可见主动脉 · 双主动脉弓 · 血管环 主动脉和动脉导管均位于气管右侧（"V"形汇合） · 右位主动脉弓 + 右侧动脉导管
异常的多普勒模式	血流逆向 · 动脉瓣闭锁或严重狭窄 · 通过动脉导管逆向灌注动脉 意外附加信号（彩色血流多普勒） · 血管迷走

心脏节律异常

- 正常心脏节律(窦性节律)的特征详于第 16 章,
  包括:
  - 节律整齐, 120 bpm ~ 160 bpm
  - 短暂的窦性心律过缓, 特别是在孕中期
- 心率不规则通常是由于心房异位搏动引起的, 这是
  常见且良性的, 是正常的变异。心脏节律异常见
  表 15.5。

表 15.5　心脏节律异常

观察特征	考虑诊断
心动过速(>160 bpm)	窦性心动过速(罕见>180 bpm) 室上性心动过速, 包括房扑 (常>200 bpm) 室性心动过速(胎儿中很罕见)
心动过缓(<110 bpm)	窦性心动过缓(原因多样) 未下传的心房异位搏动 II 度或 III 度房室传导阻滞
心率不规则 (常有心率正常的间期)	心房异位搏动, 下传和(或)未下传 更罕见的原因详见第 16 章

心脏位置异常

❖ 正常的心脏位置和轴向

❖ 异常的心脏位置

正常的心脏位置和轴向

内脏正位

- 这是正常的排列，其中心脏：
    - 位于左侧胸腔——左位心
    - 心尖以 45°角朝左（正常范围 30°~60°），通过室间隔和垂直穿过脊柱的前后线间的角度来测量
- IVC 位于脊柱右侧、主动脉前方，而主动脉位于脊柱左侧。
- 胃位于腹腔左侧。

为了确认这些位置关系，重要的是在真正的胸部横切面中获得四腔心切面，每侧都有完整的肋骨；斜视图可能会对心脏的大小和位置产生错误的判断。

大多数结构和功能异常的心脏都是内脏正位，但这永远不能被假设。

异常的心脏位置

心脏位置的改变可能是由于：

- 心脏畸形，或
- 胸腔内的心外结构畸形。

心脏结构畸形

- 被认为与位置异常相关的病变，尤其在妊娠早期，包括：
  - TOF(角度增加)
  - DORV
  - 肺动脉闭锁合并 VSD
  - 先天性矫正型 TGA(约 50% 为右位心)
- 内脏正位，心脏及心尖在右侧(有时称为心脏右移)：
  - 非常罕见
  - 心尖朝下或朝右
  - 内脏正位的其他特征
  - 无其他胸部病变
  - 合并结构性心脏畸形，可能是轻微的
  - 通常情况下，当心尖朝左时，可通过肺部异常与右位心鉴别
- 全内脏反位(一种胸腔和腹腔脏器呈镜像排列的罕见情况)：
  - 心脏(和心尖)位于胸腔右侧(右位心)
  - 胃位于腹腔右侧
  - 右位主动脉弓
  - 降主动脉在膈肌水平位于脊柱右侧

- 肝脏主要位于左侧
- 脾脏位于右侧
- IVC 位于脊柱左侧
- 心脏通常正常，但可存在任何结构畸形，包括先天性矫正型 TGA
- 可能有其他家庭成员有相同的情况
- 遗传学复杂
- 一部分可能与纤毛运动障碍有关
- 内脏异位或异构状态：
  - 心脏可能在右侧或左侧，心尖指向同一侧
  - 常有明显的心脏畸形（详见第 14 章）
  - 可以有基本正常的心脏，更常见的是左房异构
  - 胃的位置变化，可能居中
  - 体静脉或肺静脉引流通常是异常的，取决于是否存在左房或右房异构
- 异位心：
  - 心脏部分或完全位于胸腔外
  - 通常有心脏结构畸形
  - 特别是 DORV
  - 可能是 Cantrell 五联征的一部分，包括脐疝、前膈疝、心包缺损、胸骨裂

胸腔内容物发育异常

- 这些异常可能对心脏的位置和（或）方向产生继发性影响。
- 疾病包括：
  - 先天性膈疝（图 16.1），与 CHD 风险增加有关
  - 肺囊腺瘤畸形
  - 其他罕见的肺部肿瘤
  - 胸腔和（或）心包积液导致的压迫

  – 单侧肺发育不良或未发育，包括隔离肺和
    Scimitar综合征中肺静脉异常
- 在这些情况下，心尖通常仍然朝左。
- 偶尔原发病变来自腹腔内容物，特别是大的脐疝。

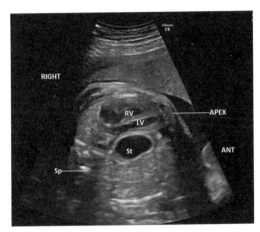

切面选择良好(胸部两侧可见对称肋骨)，心脏和心尖(APEX)向
右移位，因为左侧大的膈疝。胃(St)位于胸腔内且与心脏位于
同一水平。RV，右心室；LV，左心室；Sp，脊柱。ANT，前侧；
RIGHT，右侧。

图 16.1　先天性膈疝的胸部横切面视图

第 17 章

心脏节律异常

引言

正常的心律起源于一个右心房结构，即窦房结。心房去极化在心电图（electrocardiogram，ECG）上表现为 P 波，随后心房收缩。

向心室的传导是通过房室结和希氏束实现的（图 17.1）。心室去极化在 ECG 上产生 QRS 波群，随后心室收缩。

心房和心室去极化之间的间隔在 ECG 上的测量为 PR 间期。在胎儿中，可检测到的是去极化的结果，即肌肉收缩或血流流动。在窦性心律（sinus rhythm，SR）中，每次心房收缩都从窦房结开始，然后是心室收缩，每次心室收缩之前都有源自窦房结的心房收缩。胎儿心房和心室收缩之间的间隔为 110 ms ~ 140 ms，这取决于所使用的检测方法、孕周（间隔随着妊娠进展而增加）和静息心率。如果要寻找连续变化（如母体抗体阳性的病例），则需由同一观察者使用相同方法进行连续测量。

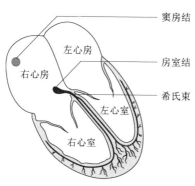

心脏的电活动只能通过房室结和希氏束从心房传导心室。

图 17.1　正常的传导通路

心律评估

胎儿 ECG 技术目前还不能作为诊断心律的标准临床工具。使用超声评估心律有几种方法(表 17.1):

- M 型超声心动图,将光标同时穿过心房壁和心室壁(图 17.2)。
- 多普勒超声心动图,使用 PW 和足够大的样本容积同时扫描:
  - LV 流入道和流出道,或
  - SVC 和升主动脉,或
  - 肺动脉和肺静脉(图 17.3),这比扫描 SVC 和升主动脉更简单
- 组织多普勒图像已被用于评估胎儿房室传导时间,但没有广泛临床应用。

表 17.1   超声心动图评估胎儿心律和房室传导时间
的技术的相对优势

	M 型超声	PW LV 流入/流出道	PW AAo/SVC	PW PA/PV
容易程度	++	++	+	+++
节律	++	++	+++	+++
房室传导 时间	+	++	+++	+++

+表示技术的相对强度。

AAo,升主动脉;LV,左心室;PA,肺动脉;PV,肺静脉;PW,脉冲波;SVC,上腔静脉。

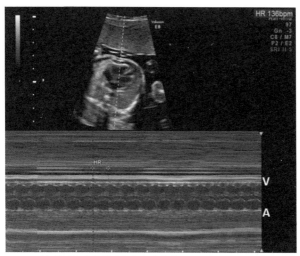

(a) 显示心房收缩(A) 和心室收缩(V), 通过测量两个
连续心动周期中同一部分之间的时间来计算心率(136 bpm)

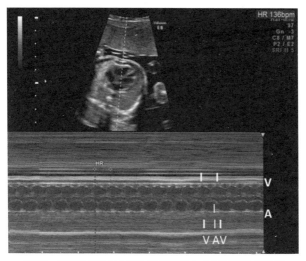

(b) 同一 M 超轨迹显示心室收缩(V, 图中 "Ⅰ") 和心房收缩
(A, 图中 "Ⅰ"), 以及如何识别 VA 间期和 VA 间期

在此病例中, 节律为长 VA 间期, 是窦性心律及一些不太常见的室上
性心动过速的特征。

图 17.2 M 型超声下显示窦性心律

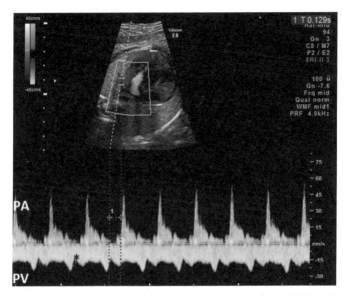

显示心房收缩(图中" * ")时肺静脉(PV)中血流速度下降；心室收缩时的肺动脉(PA)波形可准确测量房室传导时间，在此病例中为 129 ms(正常)。

图 17.3　肺动脉和肺静脉的脉冲波多普勒波形

正常节律

窦性心律(SR)

胎心率在妊娠 10 周时可以达到 180 bpm，在 12~14 周下降至 110 bpm~160 bpm。在 14 周后心率不在此范围内则需要仔细评估，因为可能代表病理状态。

突发一过性窦性心动过缓

若有以下特征，则可能是生理性变化：

- 发生于妊娠 32 周之前，之后很少出现。
- 发生频率不高，10 分钟内不超过 2 次。
- 心动过缓持续不超过 10~15 次搏动。
- 心率在 5~10 秒内逐渐升高恢复正常。
- 胎儿各项指标均正常。
- 基本心律为 SR。
- 心功能正常。
- 无分娩发作的证据。

持续性窦性心动过缓(<100 bpm)

- 很少是正常现象，即使没有血流动力学影响。
- 详细情况见下文。

窦性心动过速(持续>160 bpm)

需要评估：

- 超声心动图明确节律(图 17.2 和图 17.3)：
  - 1∶1 的房室传导
  - 心房活动早于心室，间期正常，心房收缩与上一

个心室收缩之间的间隔(VA 间期)比与下一个心
室收缩之间的间隔(AV 间期)更长
- 心率很少持续超过 180 bpm
- 胎儿活动和睡眠时心率不同
- 全面评估胎儿宫内状态。
- 排除:
    - 流产
    - 胎儿感染
- 考虑母体因素导致:
    - 任何原因的发热
    - 甲状腺功能亢进,活动性或已治疗过的
    - 毒品或药物,如拟交感神经药、过量摄入咖啡因
- 本身无需治疗。

房性(室上性)异位搏动

室上性异位搏动(supraventricular ectopics,SVEs)是
一种常见的正常变异,常在发现后数周内消失。SVEs
也被称为房性早搏(premature atrial contractions,PACs),
可以:
- 下传至心室,或
- 未下传(阻滞)。
在产科常规评估期间,通常首先被检测为心律
不齐。

SVEs 的诊断
- 即使没有胎儿超声心动图评估心律,若多普勒或胎
    心宫缩监护显示以下特征,则应强烈怀疑 SVEs:
    - 心律基本上是规律的,偶尔停顿(若 SVE 未下
      传)或明显的早搏后停顿(若 SVE 下传)
    - 正常窦性心率突然减慢,然后突然恢复、或变为
      不同的心动过缓和(或)心律不齐。模式取决于

SVE 频率、与窦性搏动相关的规律性、及是否向下传导。因此，如果 SVE 与窦性搏动交替出现（即 1：1），心率将在 65 bpm～90 bpm 且规律；如果 SVE 与窦性搏动的关系为 1：2 或 1：3，则心率会稍快但不规则

- 窦性与异位搏动 1：1 持续数分钟后产生缓慢而规则的心律是很常见的

● 任何确定胎儿节律的超声心动图方法均可用于精确诊断（图 17.4）。

SVEs 的影响

SVEs 是常见且正常的，通常不会造成影响，但：

● 可以导致家庭和专业人员的焦虑。

● 很少发生在分娩过程中，但若很频繁可能使监测变得困难。

● 若未发现未下传的 SVEs，可能导致针对胎儿心动过缓进行不必要的干预。

● SVEs 与胎儿（和新生儿）室上性心动过速（supraventricular tachycardia，SVT）的风险升高有关：

- 这是因为在任何年龄，敏感个体中 SVT 都可以由心房的异位搏动引发

- 若异位搏动未下传，则 SVT 的风险似乎更高

- SVT 的整体风险<5%

● 若卵圆瓣由右向左心房膨出并突向二尖瓣（图 17.5），则 SVEs 更常见。这对胎儿很少有其他影响，且常在出生后消失。

SVEs 的管理

● 若有以下情况，则无需转诊进行细节的心脏评估：

- 胎儿状态正常

- 分娩尚未发作

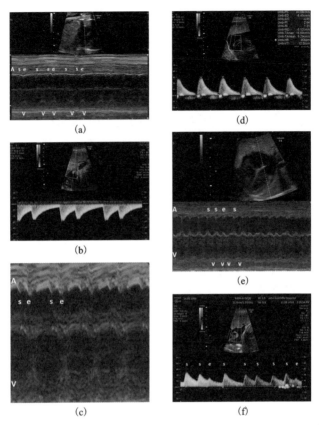

(a)穿过心房(A)和心室(V)的 M 型超声。部分心房收缩起源自冠状静脉窦(s),部分异位起源(e),比例 2∶1。异位搏动未下传至心室,是"阻滞"的。(b)心律不齐时,来自脐动脉的 PW 信号显示同样的不规则节律。(c)心房(A)和心室壁(V)的 M 型超声放大显示窦性搏动(s)和异位搏动(e)交替。异位节律被阻滞,心室节律较慢(90 bpm),但规律。(d)脐动脉多普勒信号显示慢的、规律的动脉搏动,提示与窦性搏动 1∶1 的心房异位搏动未下传。(e)M 型超声显示窦性搏动(s)和一个下传的心房异位搏动(e),两者都造成心室的收缩(v)。异位搏动下传后的代偿间期造成了正常心率下的心律不齐。(f)脐动脉多普勒信号显示部分房性异位搏动下传后的动脉搏动,左侧第 3 个搏动后为未下传的异位搏动。

图 17.4　超声心动图评估胎儿心脏节律

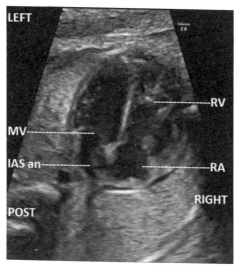

心室收缩时房间隔瘤（IAS an），由右心室（RA）向左心室膨出，并突向二尖瓣（MV）。RV，右心室。POST，后侧；LEFT，左侧；RIGHT，右侧。

图 17.5　房间隔膨出瘤的四腔心切面视图

- 前文中提到的标准或特征
  - 在数周内消失
  - 产前门诊已有对胎儿心律不齐的处理程序（见文框 17.1）
- 细节的心脏评估包括：
  - 节律诊断
  - 明确心脏结构和功能
  - 随访计划。
- 若在分娩过程中频繁出现，可以借助详细的胎儿超声心动图进行监测，但更可能需要剖宫产。
- 随访：
  - 每 4~7 天进行胎儿心率评估，以排除频发或持

续性 SVT，直至 SVEs 消失；这可以转诊至助产服务机构完成

- 若在足月前消失，则无需新生儿期的评估
- 若在足月或分娩中出现，需安排新生儿 ECG 评估节律及是否存在预激（提示 SVT 的风险增加）
- 若发现 SVT，无论持续时间，都需遵照下文中讨论的评估和治疗方案

文框 17.1　产科检查发现胎儿心律异常的处理程序

若胎儿其他指标正常，则很可能时由房性异位搏动引起。

如果心率出现以下情况，无论任何孕周都需紧急转诊进行胎儿心脏病学评估：

- 持续性、规律、但慢（<110 bpm），或
- 快（>180 bpm）。

或遵循以下 1~4 条：

1. 若异位搏动不频繁，则消除父母疑虑，安排 1 周后复诊。
2. 若持续 1 周，则转诊至医院产科以确诊。
3. 若医院产科确诊，则继续观察 2 周，每周评估 1 次。
4. 若仍然存在，则转诊至胎儿心脏病学专家评估。

快速异常节律

从妊娠 16 周开始出现，表现为：
- 心率超过 160 bpm，或
- 胎儿水肿。

可以是：
- 室上性，或
- 室性。

胎儿心动过速的一般评估

病史
- 父母或其他家庭成员的相关病史：
  - 心律失常
  - 心肌病
- 母体药物摄入（拟交感神经药物，过量咖啡因）。
- 母体疾病（甲状腺功能亢进，目前患病或既往）。

临床评估
包含对以下内容的查证：
- 胎儿宫内状态。
- 是否存在水肿，心包、胸腔或腹腔积液。
- 心脏的结构与功能：
  - 心肌病可能是原发的，但更常见继发于心律失常
  - 功能评估应在窦性心率下进行
- 心率：
  - 通常>180 bpm，大部分情况会>200 bpm
  - 持续或阵发性
  - 在限时（15 或 20 分钟）观察中出现心动过速的百分比

– 规则或不规则

- 尽可能精确的识别心脏节律。
- 若出现窦性心律，注意是否存在异位搏动及其类型。

窦性心动过速

这是正常的节律。

室上性心动过速(SVT)

超过 98% 的胎儿心动过速都是某种形式的 SVT。

胎儿 SVT 包括许多不同的节律，其中心房扑动是唯一可以在二维图像扫描中识别的节律。因此，许多文献中描述了 SVT 和心房扑动，但没有进一步对 SVT 进行分类。

使用 M 型超声或多普勒超声心动图通常可以识别其他类型的 SVT，在本章后文中进行了阐述。这些分类可能会影响对胎儿的管理。

SVT 分类

以下类型的心动过速被归类为室上性(图 17.6)：

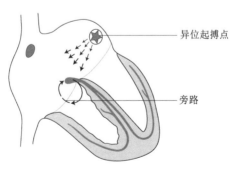

即房室折返性心动过速的病理基础，是胎儿最常见的室上性心动过；异位起搏点可能产生心房异位搏动或更罕见的异位房性心动过速。

图 17.6　房室传导旁路和异位起搏点的示意图

房室折返性心动过速(AVRT)

- 房室折返性心动过速(atrioventricular re - entry tachycardia,AVRT)是胎儿 SVT 中最常见的类型(60%~75%)。
- 可能是持续性或间歇性的。
- 心率 190 bpm~260 bpm,常 220 bpm~240 bpm。
- 短时间内心率变化不大。
- 起源于心房和心室间的异常通路。
- 偶尔合并有心脏畸形,特别是:
  - Ebstein 畸形
  - 先天性矫正型 TGA
  - 心脏肿瘤(详见第 20 章)
  - 心肌炎或心肌病
- 在 M 型或多普勒超声中,心房收缩与上一个心室收缩之间的间隔(VA 间期)比与下一个心室收缩之间的间隔(AV 间期)更短,VA 间期即出生后 ECG 中的 RP 间期[图 17.7(a)]。
- 在短期内反复发作很常见。
- 大部分旁路会随年龄增加而失效,因此 SVT 的倾向逐渐消失,通常会在 1 岁时,有时在出生时消失,。
- 部分旁路在出生后会表现为窦性心律下的预激 ECG(Wolff-Parkinson-White 综合征)。

心房扑动(胎儿 SVT 中 20%~25%)

- 由于心房活动紊乱而形成心房周围电活动的循环通道(有时称为大折返),从而产生快速的心房收缩。
- 心房率 350 bpm~500 bpm[图 17.7(b)]。
- 心室率取决于房室传导阻滞的程度,其中 1∶2 最常见,使心室率在 180 bpm~250 bpm。
- 阻滞程度可能会自发变化或因治疗而变化,有时会产生不同的心室率和心律不齐。

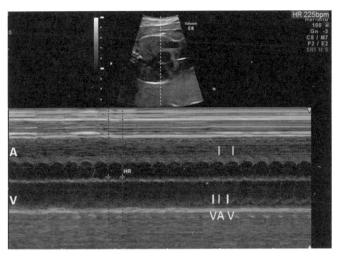

(a) 室上性心动过速（SVT，225 bpm）的M型超声下，心房收缩（A，图中"|"）和心室收缩（V，图中"|"），显示VA间期比AV间期更短。即短VA间期的SVT。

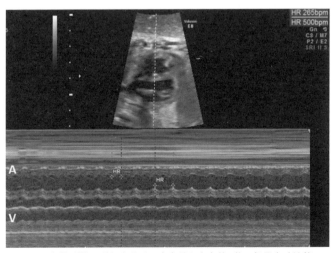

(b) 心房扑动的M型超声显示心房率是心室率的2倍。机器自动计算很少精确到2∶1，但房室传导很明显是2∶1，心室率265 bpm。

图 17.7　室上性心动过速和心房扑动的 M 超声视图

- 偶尔合并有：
  - 房室旁路
  - 结构性 CHD（3%~4%合并 AVSD）
  - 心肌病，可能为家族性
- 一旦恢复 SR，很少复发。

长 VA 间期心动过速（10%~20%）

　　因心室收缩到后续心房收缩的间期比心房收缩与后续心室收缩的间期更长（即 VA 间期>AV 间期）而命名。这是窦性心律的一个特点，因此难以与窦性心动过速鉴别（见图 17.2）。

　　长 VA 间期是两种心律失常的特征：

- 房性异位性心动过速（atrial ectopic tachycardia，AET）。
- 持续性房室交界性折返性心动过速（permanent junctional reciprocating tachycardia，PJRT）。

  在胎儿中无法鉴别两者，两者心律失常都：

- 与 AVRT 相比，间歇的可能性更小。
- 通常慢于 AVRT（有时 <200bpm）。
- 对地高辛的反应弱于 AVRT 和房扑（见文框 17.2）。
- 与 AVRT 相比，在婴幼儿期消失的可能性更小。

文框 17.2　口服地高辛

检查预防措施（参见"一般原则"）。

若母体低钾血症或 PR 间期短，请勿使用。

- 首次 500 mg，然后每 8 小时使用 250 mg。
- 每 48~72 小时评估一次胎儿，直至治疗方案稳定。
- 若在任何阶段出现毒性症状（建议母亲注意恶心、呕吐、视力障碍等），停用一次并减少频率至 12 小时一次
- 5 天后：
  检测母体地高辛浓度（旨在服药后 6 小时保持高的治疗浓度范围）。

复查母体 ECG。

- 在以下情况下减少剂量：
  - 5 天时血药浓度高于治疗范围
  - ECG 显示除 ST/T 波改变和 PR 间期增加以外的变化。
- 若血药浓度低或 ECG 无变化，在增加剂量前仔细检查用药依从性。
- 10~14 天后：
  - 复查血钾、血钙和血药浓度
  - 复查 ECG
  - 若治疗没有反应或在任何阶段出现水肿，则考虑改变治疗方案。
- 若胎儿在 10~14 天时为窦性心律：
  - 每周评估胎儿
  - 保持剂量以维持至少 4 周的 SR 或直到分娩。

非常罕见的胎儿 SVT

- 交界性异位心动过速（junctional ectopic tachycardia，JET）：
  - 也称为希氏束心动过速
  - 心室率略微不规则
  - 心室率快于心房率
  - 治疗与 AVRT 相同，但可能进展为使用二线或三线药物
- 房室结折返性心动过速（atrioventricular nodal re-entry tachycardia，AVNRT）：
  - 房室旁路位于房室结内
  - 在胎儿超声心动图上可能无法与其他形式的 SVT 鉴别（最常见合并有非常短的 VA 间期）
  - 治疗与 AVRT 相同
- 多源性房性异位心动过速：

- 也称为混乱性房性心律
- 每次心搏的 AV 同步性均不同
- 心律快速且不规则
- 心脏结构通常正常
- 没有足够的证据明确指导胎儿期治疗，产后治疗通常只是增加房室阻滞程度并减慢心室率，而不是恢复 SR
- 使用地高辛和(或)氟卡尼治疗可能是合理的
- 可能与 Costello 综合征有关
- 可能继发于心肌病
- 可能会在儿童早期消失

SVT 的治疗

一般原则包括：

- 可能的情况下，避免分娩直至恢复 SR。
- 遵循下列预防措施，以避免母亲接受抗心律失常药物治疗相关的心脏风险(详见文框 17.2 和文框 17.3)。
- 明确产妇没有相关病史：
  - 提示有心律失常或心肌病的疾病
  - 使用不兼容的药物治疗的疾病
- 明确父亲或其他家族成员没有提示或高度可疑有遗传的心脏病史。
- 在进行任何药物治疗前需进行母体 ECG 检查，排查：
  - 传导障碍
  - 预激(短 PR 间期和 Delta 波)——禁用地高辛
  - QRS 持续时间——如果延长，禁用氟卡尼
  - QT 间期——如果延长，禁用胺碘酮和氟卡尼
- 在给予母体氟卡尼或任何二、三线药物治疗之前，进行母体超声心动图检查以排除心肌疾病。

文框 17.3　口服氟卡尼

检查预防措施(参见"一般原则")。

若母体 ECG 的 QRS 间期超过 100 ms 或长 QT 间期,请勿使用。

- 起始剂量 100 mg,每 8 小时一次。
- 每天减少一剂地高辛(氟卡尼取代结合地高辛,从而提高血药浓度)。
- 每 24~48 小时评估一次胎儿。
- 24~48 小时后,复查 ECG——可能有轻微延长的 QRS 间期。
- 若母体出现心悸,指导停药。
- 若药物耐受,在第 5 天时:
  - 复查母体 ECG,测量 QRS 和 QTc
  - 有必要时测量地高辛血药浓度
  - 评估胎儿。
- 若仍处于快速性心动过速,且:
  - 母体 QRS 间期仍<150 ms,且 QTc<0.5
  - 没有胎儿或母体心律失常
  - 血药浓度无毒性。
- 维持 100 mg,每 8 小时一次。
- 每 3~5 天重复上述评估。
- 可能需要数周以恢复窦性心律。
- 若恢复 SR,考虑减量氟卡尼至 100 mg,每 12 小时一次。
- 如果治疗没有效果,或出现不可接受的副作用、或胎儿健康状态恶化,则改变治疗方案。

- 血钾和血钙浓度(异常时容易导致母体药物治疗的不良反应)。
- 若出现以下情况,应开始治疗:
  - SVT 持续时间 >50%
  - SVT 持续时间 <50%,但窦性心律时心功能不全

（SVT 时心功能难以评估）

- SVT 持续时间 <50%，但无法进行详细的频繁的随访——许多病例会发展为持续的心动过速，甚至水肿
- 任何水肿的证据（2 个或多个体腔的积液或水肿）。少量稳定的心包积液是可以接受的

- 应有以下相关的方案：
  - 药物选择
  - 剂量选择
  - 母体、胎儿监测的方式和时机。
- 药物治疗：
  - 经胎盘，通过母体口服或肠道外途径给予
  - 直接胎儿用药，优先使用脐静脉，也可使用其他胎儿途径包括肌内或羊膜内给药
- 母体口服药物治疗通常是优先的，且几乎总是合适的，除非：
  - 母体胃肠功能严重受损
  - 被认为有必要快速获得胎儿高血药浓度
  - 需要腺苷来紧急终止心律失常（必须经脐静脉给药）
  - 因其他原因需要进行侵入性胎儿手术或取样
- 临床实践各不相同，但在以下情况时门诊管理是安全的：
  - 母亲用药的依从性、对适应症的理解性和寻求帮助的能力良好
  - 母亲可以进行定期、规律的门诊评估
  - 没有比口服地高辛和（或）氟卡尼更简单且有效的、无并发症的方案
- 有许多针对胎儿 SVT 药物治疗方案的报道。
- 重要的是要有一个适合当地的程序，由心血管病专

科负责母体和胎儿。

- 尽管地高辛仍被广泛使用,氟卡尼正逐渐取代地高辛作为一线治疗。

- 若在应用地高辛期间出现水肿,则可以在房扑外任何类型的心律失常时增加或替换使用氟卡尼。

- 我们不推荐在房扑时单独使用氟卡尼,因为理论上以及偶尔观察到的病例中,有产生快速心室率的风险,因为心房率减小时也降低了 AV 传导阻滞的程度。地高辛可以防止出现此情况。

- 在以下情况时,产妇住入心血管病病房是合适的:
  - 需要胃肠外给药
  - 使用比地高辛和(或)氟卡尼更复杂的治疗方案
  - 存在任何类型的母体心脏病
  - 治疗期间有任何母体心律失常的迹象

胎儿抗心律失常药物剂量

若地高辛和氟卡尼无效且尚不适合分娩,可考虑的替代治疗包括:

- 经脐静脉使用腺苷可能是有效的,但若恢复 SR 也可能只是暂时的。

- 更长期的治疗应在胺碘酮和索他洛尔中选择,单独或与地高辛联用。胺碘酮应仅在治疗前母体 ECG 的 QTc 正常且治疗时增加不超过 0.5 ms 时使用。索他洛尔对母体 ECG 可接受的变化应与成年心脏病学专家讨论。

- 这些药物的标准方案并未得到广泛认可,必须由心脏病专家监督用药。

SVT 的预后

- 未治疗的 SVT,部分病例可以在数周内良好耐受,但进展为水肿或宫内死亡并不罕见,且无法通过 SVT 的亚型或心率进行预测。

- 若未出现水肿, 80% 甚至更多的病例在治疗后可以恢复 SR。
- 治疗无反应者更可能是:
  - 在治疗开始时即有水肿(约 60% 最终会恢复 SR)
  - 长 VA 间期心律
- 水肿是死亡的主要危险因素, 即使进行了治疗:
  - 若仍然为 SVT, 死亡率 50%
  - 若恢复 SR, 病死率 10%
- 胎儿猝死可以发生在治疗过程中, 甚至是在治疗有反应的情况下。
- 水肿幸存者出现神经系统发育障碍的风险增加。可能有几个因素起作用:
  - 宫内低心输出量
  - 早产儿
  - 合并大脑畸形
  - 相关的综合征

产后管理

这将受到许多因素的影响, 但如果出现以下情况, 则不需要在产后继续进行药物治疗:

- 仅使用一种药物, 且
- 至少在分娩前 4 个月恢复了 SR
- 心律为 AVRT 或心房扑动
- 心脏结构和功能正常
- 所有水肿的体征均已消失。

随访可能只需要 6 个月, 但会受到以下因素的影响:

- 婴幼儿早期任何有症状的复发
- 存在预激 ECG(心律失常风险持续存在)。
- 若有宫内水肿, 需要进行神经发育监测
- 存在结构或功能性的心脏异常

- 合并心外疾病。

儿童后期复发 SVT 的可能性很小，除非 ECG 有预激表现，否则不需要随访。如果出现可能与 SVT 相关的症状，应告知家人寻求医疗建议。

室性心动过速(VT)

室性心动过速(ventricular tachycardia，VT)比 SVT 罕见得多，一些大型的胎儿心动过速队列中没有确诊病例。

超声心动图诊断

- 通常房室同步性丧失(心室-心房逆向传导并不常见)。
- 心室率通常快于心房率。
- 心室率可以<200 bpm。

相关问题

- 除非患者有心脏肿瘤，出生后 ECG 显示不合并预激的 SVT 不是特征。
- 先天性 LQTS 可能表现为：
  - 明确的或可疑有家族史(大多数病例为常染色体显性遗传，但也有隐性遗传和散发病例)
  - SR 时心动过缓
  - 宫内 II 度或 III 房室传导阻滞

管理

- 若怀疑有先天性 LQTS，应与家庭成员讨论：
  - 1 级亲属的 ECG 检查，无论是否有症状(外显率不同)
  - ECG 异常的亲属的基因检测
- VT 并不总是需要治疗，但在以下情况可能需要：
  - 持续发作
  - 心率>180 bpm(慢于此的心室自主节律在胎儿和

新生儿中可以良好耐受，且常会自然消退）
- 心肌功能受损
- VT 时升主动脉多普勒血流速度显著减低
- 高度可疑 LQTS
- 心内肿瘤
- 有血流动力学影响的结构性心脏病
- 治疗：
  - 检测母体电解质，包括钙和镁
  - 必要时使用母体替代疗法，尤其是在怀疑 LQTS 时
  - 药物，见下文
  - 考虑到药物治疗的潜在问题，对已经足够成熟的胎儿行剖宫产
- 通过胎盘的药物治疗方案：
  - 遵守与 SVT 治疗相同的标准预防措施
  - 使用标准的产妇口服剂量和监测
  - β 受体阻滞药是 LQTS 产后治疗的首选药物，潜在风险是可进一步减慢窦性心率，这可能促使 VT 发作。普萘洛尔通过胎盘的程度尚不清楚
  - 胺碘酮和氟卡尼禁用于 LQTS，但可用于其他原因引起的胎儿 VT

预后
- 取决于病因和相关问题。
- 如果没有找到根本的原因，可能有一个自限性的进程。
- 如果给予药物治疗，在新生儿期后可能不需要继续治疗，这取决于病因。
- 没有大样本病例数据。

缓慢异常节律

心脏节律和房室传导时间由前述方法确定。

窦性心动过缓

- 心率<110 bpm。
- 必须排除胎儿窘迫。
- 若短暂存在，可能是正常情况，无需处理。
- 显示正常 1:1 的房室同步。
- 心率多变。
- 可能是 LQTS 的一个表现：
  - 采集详细的家族史
  - 考虑父母 ECG 检查。
- 心脏结构或功能畸形并不常见，但必须要排除。
- 考虑母体甲状腺功能低下或药物摄入。
- 需要密切随访：
  - 监测胎儿宫内状态
  - LQTS 的其他特征，如房室传导阻滞或 VT
  - 产后 ECG

房室传导阻滞

房室传导阻滞也被称为心脏传导阻滞。根据 ECG 中 P 波与 QRS 波的关系分类为：

I 度房室传导阻滞

- PR 间期比正常更长。无论如何评估，超声下都会显示房室传导时间延长：
  - 识别这一点需要相当高的技巧
  - 尚不清楚是否是正常变异，因为可以在出生后

发生

- 在母体胶原血管疾病中可能是短暂的
- 可能预示着向更高程度的传导阻滞进展

Ⅱ度房室传导阻滞

- 有多种形式。在所有形式中，心房信号后并不总是有相应的心室信号(图 17.8)：
  - 目前尚不清楚这在胎儿中是否可能是正常变异(有一种形式的 Ⅱ 度阻滞在儿童睡眠时是正常的，即文氏现象)
  - 与 LQTS 相关
  - 与结构性心脏病有较弱的相关性
  - 可能会进展为完全性 AV 传导阻滞
  - 据报道在某些情况下可以通过治疗逆转
  - 必须与未下传的心房异位搏动进行鉴别

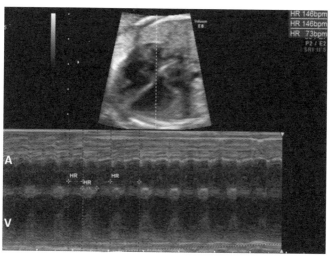

显示规律的心房收缩(A)2∶1 下传，每隔一次传导至心室(V)，使心室率为 73 bpm。

图 17.8　Ⅱ 度房室传导阻滞的 M 型超声视图

Ⅲ度(完全性)房室传导阻滞

- 又称完全性心脏传导阻滞(complete heart block, CHB),心房收缩与心室收缩之间没有相关性 (图 17.9)。

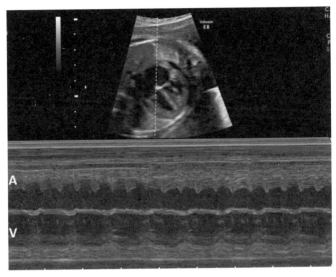

规律的心房收缩(A)和心室(V)收缩之间没有一致的对应关系,心室率为 56 bpm。

图 17.9 完全性房室传导阻滞的 M 型超声视图

CHB 的病因与相关问题

- 结构畸形的心脏:
  - 通常为复杂畸形(特别是先天性矫正型 TGA)
  - 当合并有左房异构(详见第 14 章)时,通常还有结构性心脏病和左室心肌致密化不全
- 结构正常的心脏:
  - 与母体抗 SSA/Ro 和抗 SSB/La 抗体阳性高度相

关(>80%)，而无论母亲是否有 Sjögren 综合征
(干燥综合征)、系统性红斑狼疮、类风湿关节炎
的表现(见文框 17.4)

文框 17.4　与母体抗体相关的胎儿心脏传导阻滞

确认心脏结构正常

胎儿状态和心功能正常

- Ⅰ度房室传导阻滞——每 7 天监测一次，妊娠 18~28 周。
- Ⅱ度房室传导阻滞——考虑母体每天应用地塞米松 4 mg。若阻滞程度减轻或不进展则继续，若进展为Ⅲ度房室传导阻滞则停用。
- Ⅲ度房室传导阻滞——每 1~2 周监测一次。

Ⅲ度房室传导阻滞合并收缩功能受损或水肿

- 若心率<55 bpm，考虑母体应用拟交感神经类药物。
- 考虑母体应用地塞米松。
- 若心率<55 bpm 且胎儿足够成熟(>34 周)，考虑提前终止妊娠。

- 若临床状态良好，抗体阳性的女性随后可能会患上这些疾病中的一种
- 若女性有其中一种抗体，则胎儿 CHB 的风险为 2%~5%
- 若既往妊娠中出现过抗体阳性导致的 CHB，后续妊娠中复发的风险高达 25%
- 这类妊娠中可能发现程度较轻的传导阻滞，然后进展为 CHB(尽管Ⅰ度传导阻滞可能消退)
- 除心脏传导阻滞外，母体抗体阳性可能导致在胎儿(详见第 24 章)或儿童期出现心肌病
- 胎儿心肌病可能是广泛或局限的
- 母体没有胶原性血管疾病且没有抗 SSA、SSB 抗体阳性的情况下，许多都病因不明，但部分可能

会进展为 LQTS 或心肌病

不合并心脏结构畸形 CHB 的治疗

- 目前仍没有胎儿心脏起搏后的存活案例。
- 有报道称母体类固醇治疗可改善 AV 传导阻滞的程度，但并非所有队列中都报道了此结果。
- 还有证据表明使用类固醇治疗 CHB，即使胎儿仍处于 CHB 状态也能改善预后，推测可能是因为缓解了与心律无关的心肌炎。
- 因此，在母体抗体阳性的情况下，部分中心常规使用类固醇治疗 Ⅱ 度或 Ⅲ 度房室传导阻滞。
- 这种方案并不普遍，因为结局差异较大；其他治疗方案也报道了相似的结果，并且类固醇治疗对胎儿和母亲都有风险。
- 母体使用拟交感神经药(通常是特布他林)可以增加胎儿心率。某些团队会在胎心率<55 bpm 时使用此方案，尽管改善结局的明确证据仍有争议。
- 对于有水肿或严重房室瓣反流证据的胎儿，一些团队会在类固醇和拟交感神经药物之间持保留意见。
- 文框 17.4 给出了一种管理方法。

CHB 的预后

- 合并有结构性 CHD 时，>50% 胎儿宫内死亡，且新生儿、婴幼儿预后较差。
- 不合并结构性 CHD 时：
  - 胎儿水肿的死亡率高
  - 心率并不总是可以预测结局
  - 心率下降同样难以解释
- 以下情况很可能需要新生儿植入起搏器：
  - 胎儿心率<50 bpm
  - 胎儿存在水肿
  - 胎儿有 LQTS

不规则节律

　　心率可快、可慢或者正常，当检测到胎儿心律不规则时，需要考虑以下几点。这些情况的详细细节已在本章的其他主题中讨论。

- 心房异位搏动（图 17.4）：
  - 未下传的异位搏动越多，心率越慢
- 心室异位搏动（图 17.10）：
  - 比心房异位搏动少见得多

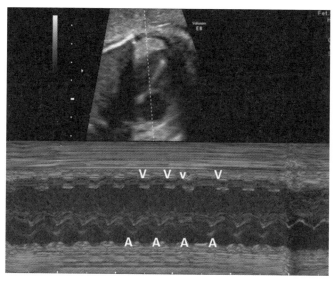

窦性心律的心房收缩（A）早于心室收缩（V），之后出现一个过早的室性异位搏动（v），其前没有 A。在恢复房室同步收缩之前有一个代偿性的停顿。

图 17.10　室性早搏的 M 型超声视图

- 短暂的生理性窦性心动过缓：
  - 心率变化通常在少于 5 个心动周期内突然发生
- 心房扑动：
  - 通常是规律的，但房室传导比例可能会改变
- 混乱性房性心律失常（多灶性房性心动过速）和交界性异位性心动过速：
  - SVT 的罕见形式
  - 最明显的特征是心动过速
  - 节律通常不规则，但这种不规则在没有详细的分析时可能不会被发现
- 室性心动过速（VT）：
  - 胎儿中罕见
  - 通常有轻微的节律不规则，尽管这种不规则在没有详细的分析时可能不会被发现

第 18 章

心脏功能

❖ 心脏功能的评估

心脏功能的评估

引言

　　胎儿超声心动图越来越多地用于心血管健康状态的评估。对心脏功能的客观评估可能很困难，但即使没有量化，主观的观察通常也是有帮助的。

* 本章节将介绍适用于繁忙临床实践的、简单又可重复的方法用于量化心功能。

* 复杂和先进的技术，包括斑点追踪、组织多普勒成像、4D 和 STIC 的使用超出了本章的范围。

* 本章节讨论的评估，目的是在早期识别胎儿心脏受限或衰竭，并实现监测连续变化。

* 心脏功能如果严重受损，将与一些状态不良的表现相关，包括：
  - 多于生理性的心包积液（详见第 6 章）
  - 水肿
  - 胎动减少

* 监测心脏功能有助于特殊妊娠的管理，包括：
  - 胎儿水肿，任何原因导致的（详见第 22 章）
  - HLHS（详见第 23 章）
  - 胎儿贫血（详见第 24 章）
  - 进展的心肌病（详见第 19 章）
  - 胎儿心律失常（详见第 17 章）
  - 严重的宫内生长受限
  - 母体糖尿病，特别是控制不佳时

静脉导管 ....

- 静脉导管(ductus venosus，DV)易于探查且对于评估心功能很有帮助。
- DV 连接脐静脉至 IVC：
  - 是一个狭窄的漏斗状血管
  - 因此血流经过血管时有加速
  - 携带含氧量更高的血液，且不通过肝脏
  - DV 的血液优先由 RA 内的 Eustachian 瓣膜引导通过卵圆孔而进入 LA
  - 然后进入 LV 并为冠状动脉和大脑提供氧含氧量更高的血液
- DV 可以在二维图像上显示，且在彩色多普勒下证实有加速的血液通过。
- PW 多普勒可接着用于分析波形。
- 血流应该始终朝向心脏流动，即使在心房收缩时(图 18.1)。
- RA 收缩时产生的 a 波可以识别为波谷，但不应该达到基线水平或逆向。
- DV 内的异常波形与肝血管内的正常波形相似，因此强调了在使用彩色或 PW 多普勒前使用二维图像明确解剖学的重要性。
- 若胎儿正在呼吸或不是 SR，则无法显示正常波形。
- 心房收缩时 DV 内的逆向血流永远是不正常的，可能由以下异常造成：
  - 心脏解剖
  - 心脏功能
  - 静脉解剖
  - 胎盘阻力

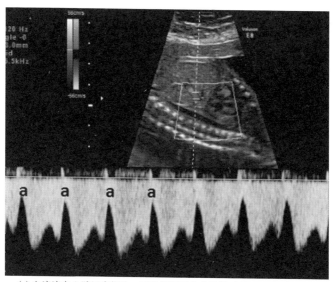

(a) 血流流向心脏远离探头，正常情况下心房收缩时显示血流速度减慢
（即a波为波谷，但方向未改变）

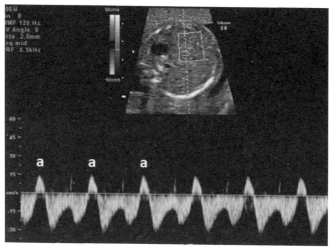

(b) 心房收缩时异常的逆向波（此病例中是因为严重的心肌病）

图 18.1　静脉导管的脉冲波多普勒信号视图

通用方法

心脏大小

- 胎儿心脏应占胸腔的 1/3。
- 在胎儿胸部横切面上测量心脏的周长，并与胸廓周长进行比较从而得到心胸比（C：T）：
    - 正常值<0.5
- 这些测量数据可用于计算心胸面积比：
    - 正常值为 0.2 至 0.35（图 18.2）

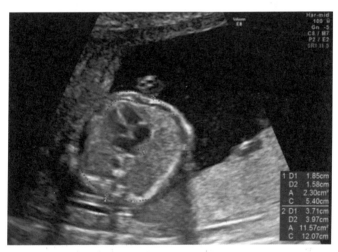

四腔心切面下测量心脏（1）和胸廓（2）的椭圆形直径（D1，D2）和周长（C），并计算两者的面积（A），进而确定周长比和面积比。

图 18.2　胎儿心脏大小的测量

- 以下几点是相关的：
    - 必须获得对称的胸部切面
    - 随时间的变化情况比单次测量值更重要
- 若仅一个心腔扩大，其大小变化的解释取决于病因而不一定反映整体心脏功能或状态。

- 测量心脏大小时心包积液可以包括在内，只要明确说明并记录积液深度。

- 心脏较小也与预后不良相关。

收缩性

- 通常主观判断就足够，但可以在二维或 M 型超声下的四腔心、长轴或短轴切面获得精确的测量结果（图 6.4）。

- 然后可以计算射血分数或缩短分数，并重复连续测量以监测变化情况。

房室瓣反流

- 生理性的三尖瓣反流很常见且是正常变异，特别是在理想的扫描条件下。

- 二尖瓣反流不能被认为是正常的结果。

- 三尖瓣反流的定量是困难的，但包括：
  - 心动周期中反流束的持续时间
  - 反流束的大小、长度（不应该超过 RA 的 1/3）和宽度
  - 可能描述为细束或生理性、轻度、中度或重度

- 房室瓣反流速度连续降低提示心室功能恶化。

房室瓣流入模式

- 舒张功能的变化可通过流入模式、即 E/A 波形态的变化来反映。

- 在妊娠早期，E（被动）波小于 A（心房收缩）波，因为胎儿心肌的顺应性低于出生后（图 6.4）。

- 随着孕周变大，心肌顺应性增加，E 波逐渐增大到足月时与 A 波大小相等。

- 单相流入（即 E 波和 A 波融合）表明显著的舒张功能不全。

- 双胎输血综合征中舒张功能受限可能是一个早期预

警信号。

心肌做功指数 (Tei 指数)

- 这是一个多普勒衍生评分，由 PW 多普勒评估来自 LV 和 RV (技术上稍难) 的流入、流出血流速度信号而获得。

- 此评分通过评估血流通过房室瓣和流出道的时间反应心肌的综合质量：
  - 不受心率的影响
  - 在妊娠期间保持稳定
  - 同时反应收缩功能和舒张功能
  - 正常值应该在 0.36 左右 (0.28~0.44)
  - 指数增加表明功能降低

- 需要大量练习才能获得一致且可靠的结果。

- 这可能很耗时。

- 详细信息请检索文献。

心血管整体评分

- 心血管整体评分可用于连续评估，可能有助于预测结局：
  - 心血管整体评分的变化可能发生在晚期失代偿前

- 评分细节列于表 18.1 中：
  - 较低的分数与不良结局相关
  - 评分降低尤其令人担忧

表18.1 心衰评分——心血管整体评分[*]

		2分	1分	0分
水肿		无	腹水、胸腔或心包积液	皮肤水肿
多普勒	脐静脉	正常	正常	搏动
	静脉导管	正常	心房收缩时存在逆向信号	—
心胸面积比		0.2~0.35	0.35~0.50	>0.5 或<0.2
功能		无房室瓣反流	全收缩期 TR	全收缩期二尖瓣反流
		RV 和 LV 的 FS>0.28	RV 和 LV 的 FS<0.28	多普勒房室瓣单相波
		多普勒房室瓣双相波	—	—
脐动脉多普勒		正常	舒张末期血流缺失	舒张末期血流逆向

FS：短轴缩短率

* 经 Elsevier 授权改编自 Huhta JC（2005）Fetal congestive heart failure，Seminars in Fetal & Neonatal Medicine 10；542-52。

第 19 章

心肌病

引言

- 胎儿中表现出的心肌病很罕见。
- 心肌炎和非炎症性心肌病之间的区别不明确，心肌病一词往往用于这两种情况。
- 原发性心肌病：
  - 通常由基因决定，虽然并不总是能明确识别其基因
  - 可能与结构性 CHD 相关，但其严重程度不足以损伤心功能
- 继发性心肌病：
  - 可以是胎儿疾病的后果（如 TTTS）
  - 可以是母体疾病的结果（如母体感染或抗体阳性）
  - 见于严重的结构畸形（如 PAIVS，重度 AS），此章节中未作深入讨论
- 在下面的讨论中，我们假设心脏解剖结构是正常的。
- 胎儿心肌病：
  - 可以单侧或双侧心室受累
  - 妊娠期间有进展趋势
  - 可能使胎儿无法达到能存活出生的孕周
- 在下面的描述中，我们假设心脏解剖结构是正常的。
- 胎儿心肌病最常见的病因是特发性。
- 预后取决于病因，但通常预后不良。

心肌病分类

心肌病可分类为：

- 肥厚性心肌病(hypertrophic cardiomyopathy，HCM)
- 扩张性心肌病(dilated cardiomyopathy，DCM)
- 限制性心肌病
- 混杂性心肌病。

肥厚性心肌病(HCM)

- 通过存在任一或双侧心室和(或)室间隔的异常肥厚而识别，通常导致心脏扩大(图 19.1)。
- 在妊娠期间有进展趋势，因此功能可能受损，可能发展为水肿。

病因包括
- 常染色体显性遗传病。
- 小部分是新发突变。
- 约 50%的家族性病例中可以识别相关基因。
- 若父母一方有典型家族性常染色体显性遗传的 HCM，不推荐进行胎儿扫描：
  - 相关表型极少在出生前或出生后前几年表现出来
  - 因此在胎儿期无法被排除

其他病因包括
- 母体糖尿病：
  - 表现为孕晚期胎儿胰岛素水平过高
  - 可能对室间隔和 RV 的影响大于 LV(图 24.3)
  - 不作为妊娠晚期复查的指征
  - 很少有临床意义(详见第 24 章)
  - 若血糖控制不佳则风险更高

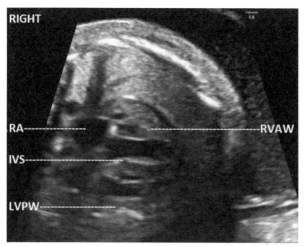

（a）双胎输血综合征中的受血儿广泛的心肌肥厚

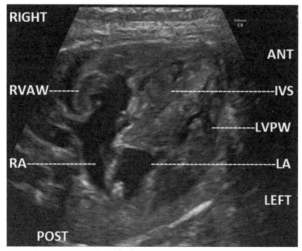

（b）心室舒张时的四腔心切面显示严重的心肌广泛肥厚，病因不明

RA，右心房；RVAW，右室前壁；IVS，室间隔；LVPW，左室后壁；LA，左心房。ANT，前侧；POST，后侧；RIGHT，右侧；LEFT，左侧。

图 19.1　肥厚性心肌病的四腔心切面视图

- 出生后第一年内消退
- TTTS 中的受血儿（详见第 23 章）。
- Noonan 综合征：
  - 约 20%患者中出现
  - 累及室间隔最常见
  - 孕晚期可能出现肺动脉瓣病变
  - 可能进展出血流动力学影响，但很少在胎儿期出现
- 部分代谢和储积障碍：
  - 应寻求诊断性检测，及其在妊娠中应用相关专业知识的帮助

扩张性心肌病（DCM）

- 一侧或双侧心室的扩张，常合并有心肌菲薄，通常有心脏扩大（图 19.2）：
  - 通常有严重的房室瓣反流
  - 通常收缩功能差，有水肿的风险

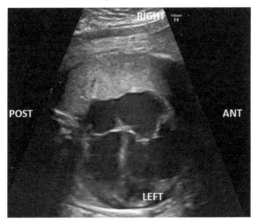

心室收缩时显著扩大的心脏，此病例为病因不明的扩张性心肌病（DCM）。ANT，前侧；POST，后侧；LEFT，左侧。

图 19.2 扩张性心肌病的四腔心切面视图

病因包括

- 家族性 DCM 可能是常染色体显性遗传。
- 部分代谢性疾病。
- 持续性胎儿心律失常，特别是心动过速。
- 初始高动力循环后的胎儿贫血。
- 初始高动力循环后的胎儿房室瓣膜病变。
- 胎儿感染，特别是细小病毒，可以造成：
  - 贫血
  - 心肌炎

限制性心肌病

- 胎儿中非常罕见，通常有基因病因，因此可能有高的复发风险。
- 在影像学上通过心房增大而心室收缩功能尚可而识别（图 19.3）。
- 通常耐受性差，在孕中期出现水肿。

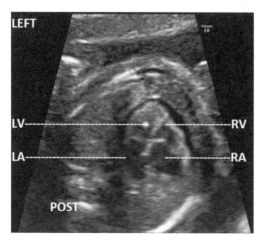

心房大于心室（呈"蛋筒冰淇淋"样）。LA，左心房；RA，右心房；LV，左心室；RV，右心室。POST，后侧；LEFT，左侧。

图 19.3　限制性心肌病心室收缩时的四腔心切面视图

混杂性心肌病

　　一些心脏在解剖学和血流动力学上属于上述类别中的多种，并且随着时间的推移可能会从一种变化到另一种。不典型心肌病时需要考虑的疾病包括：

- 母体抗 Ro 抗体阳性：
  - 心肌可能有类似心内膜弹力纤维增生症的回声区域(图 19.4)
- 病毒导致的可能是暂时的。
- 非整倍体畸形或微阵列异常。
- 左房异构(详见第 14 章)与致密化不全相关，除此之外心肌致密化不全在胎儿中罕见。

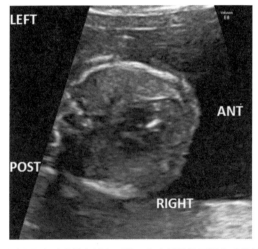

室间隔和左室后壁的高回声区域。此病例母体可疑有系统性红斑狼疮。ANT, 前侧；POST, 后侧；RIGHT, 右侧；LEFT, 左侧。

图 19.4　混杂性心肌病的四腔心切面视图

评估

心脏功能的评估已在第 18 章中讨论。心肌厚度可以通过以下方式测量：

- 二维图像
- M 型超声
- 短轴、长轴或四腔心切面。

正常情况下，孕晚期心室肌和室间隔厚度应不超过 5 mm。

治疗

- 可能的情况下，若明确有潜在的病因，心肌病的治疗包括纠正病因。
- 除胎儿心动过速情况外，药物治疗尚未得到证实，尽管有证据表明地高辛即使在窦性心律时也可能有一定作用。
- 类固醇药物被用于一些母体抗体相关的心肌病合并收缩功能差、房室瓣膜反流严重或心脏传导阻滞（详见第 24 章）。

第 20 章

心脏肿瘤

引言

- 心脏肿瘤罕见。
- 肿瘤可以单发或多发，对其数量、大小和位置进行细节评估是必要的，以作为后续评估的参考。
- 进行回声性质的评估是恰当的（均匀性、异质性、囊性）。
- 需要对以下内容的后续监测：
  - 胎儿宫内状态
  - 肿瘤的变化
  - 分娩和新生儿期管理的计划
- 考虑合并的心外畸形很重要。
- 大部分肿瘤在妊娠期间会增大，且很少在妊娠20周之前被发现。
- 部分在发育扫描中偶然发现；其他则是在进行下列详细评估时发现：
  - 心脏节律
  - 心包积液
  - 水肿
- 肿瘤可起源于心脏的任何部分，包括：
  - 心肌
  - 心包
  - 心内膜
- 大部分在组织学上是良性，预后取决于肿瘤的血流动力学影响和合并的任何心脏以外的问题。
- 超声心动图可以发现大多数有用的信息，虽然部分病例可能难以鉴别诊断，而在有疑问时可能需要 MRI（心脏或头部）进一步评估。

- 血流动力学影响取决于肿瘤的位置、数量和大小，包括：
  - 妨碍心肌功能
  - 阻塞通过瓣膜的前向血流，进而造成相关心腔或大血管的发育不良
  - 瓣膜反流
  - 心律失常，包括良性的心房异位搏动、SVT 和可能导致宫内猝死的室性心律失常
- 一旦有条件，对心脏功能和节律的进行系列评估是恰当的。
- 极少数病例可能会需要及时提前终止妊娠或新生儿期手术。
- 部分情况下，心脏肿瘤是遗传综合征的首发表现，有影响更广泛的其他问题，因此需要考虑对父母和兄弟姐妹进行评估和遗传学诊断。
- 强回声灶（强光点）是公认的正常变异，但偶尔无法与病理性肿瘤鉴别（见下文）。
- 尽管所有的肿瘤都很罕见，但在胎儿中发病率由高到低排列如下：
  - 横纹肌瘤
  - 畸胎瘤
  - 纤维瘤
  - 血管瘤（极其罕见）
  - 黏液瘤（极其罕见）

强回声灶

- 强回声灶通常被称为"强光点"(图 20.1)。
- 是一种正常变异。
- 没有血流动力学影响。
- 回声致密均匀的圆形区域,多见于 LV 乳头肌内。

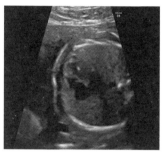

(a) 普通图像

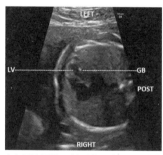

(b) 标注图像,显示左心室 (LV) 腔内单个强回声灶,一个"强光点" (GB)

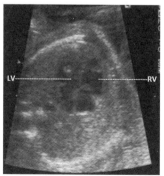

(c) LV 和右心室 (RV) 内都有强回声灶,多发的 GB

POST, 后侧; LEFT, 左侧; RIGHT, 右侧。

图 20.1 四腔心切面中的强回声灶

- 可以在 RV 中发现。

- 与病理性肿瘤不同，很少见于心房。

- 最大直径 5 mm。

- 由于其自然病史，病理学描述尚不确切，认为含有钙。

- 可能是单发的，少见多发。

- 最常在排畸筛查中发现。

- 与病理性肿瘤相反，通常在足月时消失或显著减小。

- 如果确定诊断，孕期和出生后无需进一步评估或随访。

- 如果对其性质尚存有疑问，则应对其进行监测，直到确定无意义或明确肿瘤的病理学性质。

- 与染色体畸形的相关性不清楚，建议在第一次发现后仔细寻找其他"软指标"，正式的筛查检测结果更为重要。

横纹肌瘤

- 横纹肌瘤是最常见的胎儿心脏肿瘤，约占产前发现肿瘤的 80%。

- 在组织学上是一种错构瘤——起源部位正常组织的过度生长。

- 在超声下表现为心房或心室壁或室间隔中界限清晰、质地均匀的肿块。

- 通常在妊娠 20~30 周之间变得明显，偶尔更早。

- 可能以单发的形式出现，但大部分病例中都逐渐出现多发肿瘤（图 20.2）。

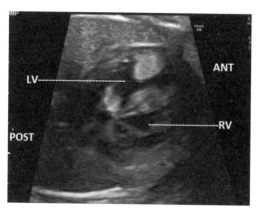

左心室（LV）、室间隔、房室瓣上多发肿块。RV，右心室。ANT，前侧；POST，后侧。

图 20.2　心脏多发横纹肌瘤的四腔心切面视图

- 尽管为良性肿瘤，横纹肌瘤在妊娠期间会生长，可能受母体激素水平的影响。还可能有显著的血流动力学影响, 取决于在心脏中出现的位置。

- 横纹肌瘤的自然病史是在产后逐渐缩小, 因此很少需要手术治疗。

- 约80%出现多发性横纹肌瘤的胎儿会有结节性硬化综合征(tuberose sclerosis syndrome, TSC):

  - 一种常染色体隐性遗传疾病, 但通常为新发突变

  - 产后有结节性硬化的病例中, 90%可以检测到TSC1(25%)和TSC2(65%)基因突变, 10%没有已知的基因突变

  - 产前咨询中, 利用基因型–表型相关性预测预后尚未得到充分阐述

  - 对生活质量的影响各不相同

  - 可能合并有脑内肿瘤, 其中部分可以通过产前MRI检测出

  - 没有脑内肿瘤时不能排除诊断, 因为脑内肿瘤可能要到一定年龄才出现

  - 肾脏肿瘤不太可能在胎儿期发现

畸胎瘤

- 畸胎瘤通常单发、起源于心包,且常合并有心包积液(图 20.3)。

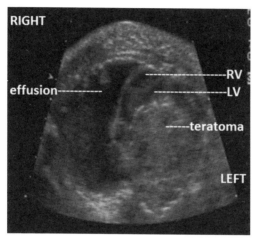

此病例畸胎瘤(teratoma)导致了大量的心包积液(effusion)和左心发育较小。RV,右心室;LV,左心室。LEFT,左侧;RIGHT,右侧。

图 20.3 左心房后方巨大畸胎瘤的四腔心切面视图

- 很罕见位于心内。
- 与横纹肌瘤相反,畸胎瘤有混合的回声性质,同时有囊性区域和钙化区域。
- 通常在妊娠 20 周左右发现,并在妊娠期间生长。
- 通过干扰全身静脉回流和心内血流,畸胎瘤更容易造成血流动力学紊乱,可能会导致心室发育不良。
- 如果有填塞趋势或为阻止胎儿水肿的发展,有可能需要对大量的心包积液进行引流。

- 积液复发是常见的，已有尝试在宫内对肿瘤进行切除。
- 产后手术是否成功通常取决于妊娠孕周、心脏发育和出生时的健康状况。

纤维瘤

- 纤维瘤属良性的，且通常单发。
- 发生于心室壁心肌或室间隔。
- 可能回声均匀，因此很难与横纹肌瘤进行区分。
- 部分会恶化，因此出现部分囊性和钙化区域。
- 出生后往往会继续生长并需要手术切除，特别是有相关症状或合并有心律失常。

血管瘤

- 胎儿中极其罕见血管瘤。
- 通常具有混合回声，虽然是血管，但太小而无法用彩色多普勒来定义。
- 倾向于从靠近 RA 的心脏底部发出，并可能延伸至 RA。
- 可能与心包积液和水肿有关。
- 通常可以在产后通过手术成功切除。

黏液瘤

- 黏液瘤是一种良性的肿瘤,胎儿中极其罕见。
- 可能有心脏黏液瘤家族史(包括与 Carney 综合征相关)。
- 通常高回声且有蒂,因此可移动,并可能跨瓣活动。

第 21 章

颈半透明层与心脏

引言

- 颈部筛查在妊娠 11^{+0} 至 13^{+6} 周之间进行，常规为所有孕妇提供。
- 主要目的是识别染色体畸形高风险的胎儿：
  - 与母体血清生化标志物检查联合使用
- 测量值增大与染色体畸形和严重结构畸形的风险增加有关。
- 颈项半透明层（NT）增厚的胎儿患 CHD 的风险增加：
  - 即使核型或无创产前检测结果（详见第 8 章）正常
- 随着 NT 测量值的增加，所有类型 CHD 的风险都增加。
- 心脏功能障碍的证据提示可能存在结构畸形：
  - 三尖瓣反流
  - 静脉导管中的异常波形（详见第 18 章）

颈部扫描

- 使用标准化方法测量颈部区域，精确到 1/10 mm：
  - 经验丰富的检查者可轻松实现，并具有高度的可重复性
- 一些主要的胎儿结构异常也可能在此次扫描中发现，包括心脏畸形。

颈部扫描和心脏

- 颈项半透明层(NT)增厚与心脏畸形相关的机制尚不清楚。
- CHD 风险与 NT 百分位数的关系列于表 21.1 中。
- CHD 风险与 NT 测量值的关系列于表 21.2 中。
- 并非所有 CHD 胎儿都有颈部测量值升高。
- 大部分 NT 增厚但核型正常的胎儿都有正常的心脏。
- 高达 50%严重结构性 CHD 的胎儿都有 NT 增厚。
- NT 测量值在 CHD 筛查中的作用没有得到证明。

表 21.1　NT 百分位数和核型正常的 CHD 大概风险

NT 百分位数	CHD 风险(%)
中位数~95 分位数	<1
95~99 分位数	1.8
>99 分位数	3.5~12.6

表 21.2　NT 测量值和核型正常的 CHD 大概风险

NT 测量值(mm)	CHD 风险(%)
3.5~4.4	3.5
4.5~5.4	6.4
>5.5	12.7

管理

- NT 增厚>3.5 mm 是进行详细超声心动图检测的指征，我们推荐：
  - 在妊娠 14~16 周进行早期评估
  - 在妊娠 20~22 周复查，即使早期评估是正常的。
- NT 增厚但核型正常、排畸筛查和心脏筛查均正常的胎儿通常预后良好。

第 22 章

水肿与心脏

引言

胎儿水肿是指体液在两个及以上体腔内聚集的病理状态；他代表组织液的过度积聚，最初在浆液腔（心包、胸腔和腹腔，见图 22.1、图 22.2 和图 22.3），但随着时间的推移可能会发展为全身性的皮肤水肿（图 22.4）。胎儿水肿是许多不同疾病过程的共同进程。

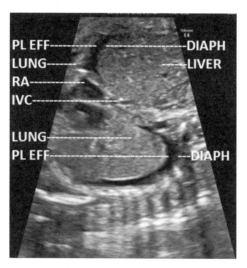

DIAPH，膈肌；LIVER，肝脏；LUNG，肺；RA，右心房；IVC；下腔静脉。

图 22.1　斜长轴切面显示双侧胸腔积液（PL EFE）

水肿是胎儿心血管失代偿的结果，病因可以是心源性或非心源性的。无论何种病因，水肿的出现都代表心力衰竭，与组织灌注不足有关。胎儿水肿与产前、产后的高患病率和病死率相关。

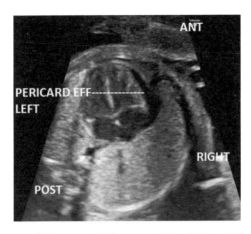

ANT，前侧；POST，后侧；LEFT，左侧；RIGHT，右侧。

图 22. 2　四腔心切面显示前侧的心包积液（PERICARD EFF）

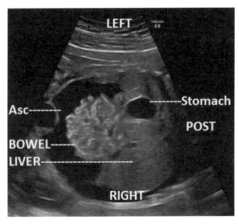

Stomach，胃；BOWEL，肠道；LIVER，肝脏。POST，后侧；LEFT，
左侧；RIGHT，右侧。

图 22. 3　腹腔短轴切面显示肠道被腹腔积液（Asc）包裹

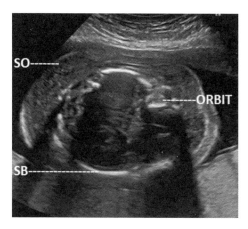

ORBIT，眼眶。

图 22.4　头部冠状切面显示头骨(SB)和皮肤间大量的水肿(SO)

- 预测生存率仍具有挑战性。
- 产前治疗只适用于少数特定的原因。
- 超声心动图在以下方面具有重要作用：
  - 明确病因
  - 量化血流动力学改变
  - 监测进展
  - 监测治疗的相关反应
- 水肿对脑灌注的影响尚不明确。

病理生理学

- 正常胎儿中，RV 处理了 2/3 的综合心输出量。
- 与 LV 相比，RV 的基本结构：
  - 顺应性更好
  - 力量较小
  - 对心脏负荷增加的抵抗力较低
  - 更容易受影响而衰竭
- 体静脉压力的小幅增加会导致：
  - 体液向血管外转移增加
  - 循环容量减少
  - 综合心输出量减少
  - 发展为水肿
- 若持续进展，这会导致：
  - 组织低灌注
  - 进展性酸中毒
  - 胎儿死亡
- 这一系列复杂的反应可以由许多不同的病理情况触发，并最终产生水肿的表现。
- 心输出量由心率和每搏输出量决定。
- 胎儿心率可增加的范围很小。
- 每搏输出量由以下因素决定：
  - 前负荷(舒张期心室心肌伸展)
  - 心室肌性能(做功指数)
  - 后负荷

前负荷

受诸多因素影响，包括：

- 贫血
- 双胎输血综合征(TTTS)
- 右侧房室瓣畸形
- 心包积液及其他胸腔占位性病变
- 心房功能不全——房性心律失常时受损。

心室肌性能

- 功能不全,包括:
  - 舒张性——无法正常的舒张,因此心室充盈量减少,或
  - 收缩性——无法正常的泵送,因此心室搏出量减少

  可能由以下情况造成:
- 心肌病变:
  - 心肌病
  - 心肌炎
- 部分结构性心脏病变:
  - Ebstein 畸形
  - 主动脉狭窄

后负荷

取决于体循环血管阻力,在以下情况时会升高:
- 高血压,如 TTTS 中的受血儿。
- 胎盘功能不全。

病因学

- 许多病例中,水肿的病因永远无法明确。
- 病毒感染是一个常见原因。
- 许多不同的胎儿异常都可能是原因,表 22.1 总结了一些常见的胎儿水肿病因。

表 22.1　胎儿水肿的病因

		产前治疗的可行性
结构性 CHD	Ebstein 畸形	+/-
	重度或极重度 AS	+/-
	cAVSD	-
	动脉导管早闭	+/-
	静脉导管发育不全	-
心律失常	心动过速(SVT, 房扑)	+
	心动过缓(完全性房室传导阻滞)	+/-
心肌病	见第 19 章	+/-
心肌炎	包括母体抗 Ro 抗体阳性	+/-
心脏肿瘤	见第 20 章	+/-
染色体	21-三体	-
	Turner 综合征	-
	三倍体	-
	罕见变异	-

续表22.1

		产前治疗的可行性
双胎妊娠	TTTS 受血儿，供血儿少见（见第23章）	+
	双胎反向动脉灌注序列征中泵血儿(见第23章)	+
综合征	Noonan 综合征	-
心外结构性畸形	胸腔积液	+/-
	先天性膈疝	+/-
	肺囊腺瘤	+/-
	畸胎瘤	+/-
	动静脉瘘	+/-
	胎盘绒毛膜血管瘤	+/-
胎儿贫血	任何原因导致的	+/-
感染	细小病毒（贫血和心肌炎）	+
	巨细胞病毒	-
	腺病毒	-
	其他	-
母体原因	重度贫血	+
不明原因	最常见的类型	-

评估和监测

在胎儿存在水肿的情况下，作为寻找潜在病因的一部分，详细的检查应包括以下内容：

- 一般评估
  - 胎儿和胎盘解剖学
  - 水肿的严重程度
  - 胎儿生物物理评分
- 从心脏的角度而言，检查应该包括对以下内容的评估：
  - 心脏解剖学
  - 心脏大小（C：T 比值，见图 18.2）
  - 功能（详见第 18 章）
  - 节律（详见第 17 章）
- 胎儿心血管整体评分的评估：
  - 比测量液体体积更有用
  - 预测价值取决于水肿的潜在原因

管理

- 治疗潜在的病因是可能的，例如：
  - 胎儿贫血
  - 胎儿心动过速（水肿胎儿对治疗的反应时间更长）
  - TTTS
- 在大部分病例中，管理包括：
  - 系列监测
  - 在预期早产时使用类固醇药物
  - 如果在合适的孕周中出现恶化，可以考虑提前分娩
- 使用特定药物来尝试改善胎儿健康尚有争议，但包括：
  - 地高辛以改善心脏功能，即使在窦性心律中
  - 拟交感神经药物可增加心脏传导阻滞时的心率（详见第 17 章）
  - 使用类固醇治疗可能的自身免疫性心肌炎（详见第 17 章和第 24 章）
- 必须密切监测产妇健康，因为：
  - 母体疾病可能是水肿的原因
  - 胎儿水肿的孕妇有严重先兆子痫的风险（镜面综合征）

第 23 章

双胎与心脏

引言

- 双胎在所有妊娠中约占 2%。

- 双胎中 2/3 为异卵——由两个独立的卵母细胞受精产生的异卵双胞胎。

- 所有的异卵双胎都是双绒毛膜双羊膜囊（简称双绒双羊）。

- 其余 1/3 为同卵——由同一个受精卵分裂产生的同卵双胞胎。

- 同卵双胎可能是双绒双羊、单绒毛膜双羊膜囊（简称单绒双羊）或单绒毛膜单羊膜囊（简称单绒单羊），非常罕见是连体的。

- 绒毛膜性取决于胚胎分裂的时机（表 23.1）

- 双绒毛膜双胎中 7%~10% 是同卵，因此是完全相同的：
  - 一个在出生后并不总是被重视的事实。
  - 如果双胞胎的性别不同，则只能在产前无创鉴定卵型

- 绒毛膜性即胎盘的类型，决定了妊娠的风险：
  - 绒毛膜性可以在产前超声检查中明确（图 23.1）

- 双绒毛膜双胎的胎盘是分开的，因此不会增加心脏功能异常的风险。

- 单绒毛膜双胎结构性和功能性心脏异常的风险均升高。

- 由于胎盘血管吻合，大部分单绒毛膜（MC）双胎发生双胞胎间输血：
  - 可能存在血流不均匀分布的趋势
  - 是双胎输血综合征（TTTS）的基础

– 对两个胎儿的心血管系统都有重要影响

表 23.1　胚胎分裂的时机和同卵双胎的类型

双胎的类型	双绒双羊	单绒双羊	单绒单羊	连体胎儿
受精后胚块分裂的时间	<3 天	3~9 天	9~12 天	不完全的
同卵双胎的比例	33%	65%	2%	非常罕见

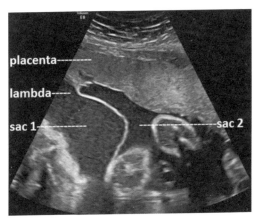

两个羊膜囊（sac1 与 sac2）之间的绒毛膜与胎盘（placenta）形成的 λ 征（双峰征）。

图 23.1　双绒双羊双胎的超声视图

双胎妊娠类型的产前诊断

- 双绒毛膜双胎具有:
  - 两个独立的胎盘
  - 2 层绒毛和 2 层羊膜
  - 可以通过绒毛膜增厚形成的 λ 征来诊断 (图 23.1 和图 23.2)

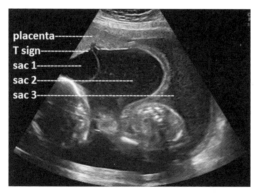

此例三胎由单绒双羊双胎[由薄的羊膜分隔为孕囊 1(sac1) 和孕囊 2(sac2)]和双绒双羊单胎[孕囊 3(sac3)]组成,由增厚的绒膜和羊膜与单绒双胎分隔。孕囊 1 和 2 之间的隔膜与胎盘 (placenta)形成 T 征(T sign)。

图 23.2　三胎妊娠的超声视图

- 双绒毛膜双胎并不被认为会增加患心脏病的风险,尽管:
  - 双绒毛膜同卵双胎中结构性 CHD 的风险尚未被准确量化
- 单绒毛膜双胎可能有双羊膜囊或单羊膜囊。

- 单绒双羊双胎:
  - 2 个孕囊中仅 1 个胎盘
  - 2 个分开的羊膜囊
  - 薄的分隔膜——T 征
  - 通常有胎盘吻合血管和共享循环
- 单绒单羊双胎共享一个孕囊,因此:
  - 没有分隔膜
  - 总是存在脐带缠绕
- 双胎连体极其罕见:
  - 胚胎细胞团的分隔不完全
  - 通常累及心脏
- 受精的细胞团分隔越晚,则:
  - 其中一个或两个胎儿心脏畸形的风险越高
  - 妊娠相关并发症的风险更高

单绒毛膜双胎的心脏情况

- 单绒毛膜双胎患心脏并发症的风险升高。
- 包括结构畸形：
  - "原发性"
  - "获得性"，即 TTTS 功能性并发症的结果
- 此外，还有 TTTS 导致的功能性异常。

"原发性"结构性心脏病变

- 即使在没有 TTTS 的情况下，单绒双羊双胎中至少一个胎儿出现结构性 CHD 的风险为 4%～11%
- 若单绒双羊双胎中一个胎儿有结构性 CHD，另一胎儿患 CHD 的风险约为 20%。
- 若两个胎儿都有 CHD，病变通常不一致：
  - 即使他们的基因相同
  - 由受精卵形成后的事件解释
- 所有类型的 CHD 都可发生于这些胎儿中：
  - VSD 最常见
- 单羊膜囊双胎的风险更高：
  - 包括其他情况下不常见的偏侧性畸形。

"获得性"心脏异常

- 是 TTTS 中胎儿血流动力学的结果。

单绒毛膜双胎中的双胎输血综合征

- 单绒毛膜双胎中的双胎输血事实上几乎总是存在：
  - 是同一胎盘中血管吻合的结果
- 10%~15%的单绒双羊双胎会发生 TTTS。
- 在未治疗或晚期的 TTTS 中，心血管病变是高发病率和高病死率的重要原因。
- 有一种成熟的方法定义 TTTS 的严重程度，即 Quintero 分期，详见表 23.2。

表 23.2　双胎输血综合征的 Quintero 分期*

Ⅰ期	供血儿膀胱可见
Ⅱ期	供血儿膀胱不可见；多普勒评估正常
Ⅲ期	多普勒评估异常： 供血儿：脐动脉舒张末期血流消失或逆向 受血儿：静脉导管血流异常；脐静脉波动性血流
Ⅳ期	1 个胎儿水肿
Ⅴ期	1 个或 2 个胎儿死亡

*根据 Macmillan 出版有限公司许可改编：Journal of Perinatology 19：550 - 555，Quintero R. A. et al. Staging of Twin - Twin Transfusion Syndrome，copyright 1999.

- 大部分的单绒毛膜双胎的血流是平衡的，平均分配到两个胎儿，因此：
  - 循环容量相等
  - 不会对血流动力学造成干扰
- TTTS 中存在不平衡的循环容量分布。

- 双胎中受血儿变为高血容量和高血压，有可能导致：
  - 心脏肥厚和扩张
  - 房室瓣反流
  - 收缩和舒张功能受限
  - 右室流出道(RVOT)
  - 胎儿水肿和胎儿死亡
- 受血儿会产生利钠肽引起多尿，从而导致羊水过多。
- 双胎中供血儿是低血容量的，从而产生血管活性物质：
  - 胎儿和胎盘血管阻力升高
- 供血儿变得少尿进而羊水减少。
- 两个胎儿共享血液循环，导致：
  - 每个胎儿都受另一胎儿循环的血管活性物质的作用
  - 情况可能进一步恶化
  - 一个胎儿的健康状态取决于另一个胎儿的状态
- TTTS 中的心脏表现在病程早期即可发现，且有助于：
  - 指导与 Quintero 分期相关的管理
  - 评估对治疗的反应
- TTTS 的治疗包括吻合血管的激光凝固：
  - 有效的制造一个双绒毛膜胎盘
  - 因此终止 TTTS 进程
  - 让心脏的异常消退
- 获得性结构性心脏异常包括：
  - 受血儿的 RVOT 梗阻
  - 供血儿可能出现主动脉缩窄
- 功能性异常即使在非常严重的情况下，在治疗后也可迅速产生反应,部分可完全恢复。

- 获得性结构畸形在产前、产后都可能进展,甚至到需要治疗的情况。

- 因此,产后心脏评估适用于明确病变是缓解或进展。

- 两个胎儿产前都暴露于高血压的危险因素,因此推荐产后测量血压。

- 任一胎儿的变化都可能是成年疾病的胎儿起源(详见第 2 章)。

单绒毛膜双胎妊娠中胎儿超声心动图的作用

- 从心脏的角度对胎儿进行医学评估的时机有明确的章程。
- 在妊娠 18~20 周时进行详细的胎儿心脏解剖评估。
- 如果评估结果正常且妊娠期无其他并发症,则不需要进一步的心脏评估。
- 如果有任何 TTTS 进展的提示,心脏评估可以重新定义 Quintero 分期。
- 在临床实践中对以下各项进行连续评估,以作为最基本和可实现的目标:
  - 心脏大小
  - 心肌质量
  - 功能的主观评估
  - 房室瓣反流的定量
  - 房室瓣前向血流的 E/A 比值
  - 流出道梗阻的证据
  - 静脉导管的评估

第 24 章

患病胎儿的心脏

引言

- 将胎儿病变的母体与胎儿原因进行区分是对现实中紧密结合单元的一种简化，仅作为一种分类方法，且有很多重叠。

- 胎儿很容易受到环境变化的影响，包括一些母体疾病带来的环境变化，尤其是在母体健康状态受到损害的情况下。

- 决定胎儿心输出量的主要因素已在其他章节中讨论（详见第 17 章和 18 章），包括：
  - 心肌功能，特别是右室舒张功能
  - 心室前负荷
  - 心室后负荷
  - 心率

- 评估心血管和生物物理评分提供了可连续监测的额外信息（详见第 17 章）。

- 心力衰竭是反映组织灌注不足、酸中毒和组织损伤的终点。

- 包括胎儿分流和脑部优先灌注等循环改变的目的是保护更重要器官的功能。

母体原因

母体糖尿病

- 与结构性 CHD 的关系已在第 2 章中描述。
- 胎儿高胰岛素血症与心肌细胞增殖、肥大相关,导致心肌肥厚(图 24.1):
  - 特别是在孕晚期
  - 可能与血糖控制水平正相关
  - 在巨大儿中更常见
  - 罕见与胎儿损害相关
  - 可能导致新生儿早期的症状体征
  - 在出生后 1 年内自然消退

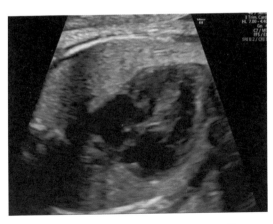

室间隔厚度至少是左室后壁、右室前壁的 2 倍。

图 24.1　一例母体 1 型糖尿病的胎儿四腔心切面视图

母体抗 SSA/Ro 抗体阳性

- 抗 SSA/Ro 抗体阳性通常存在于患结缔组织病的女性中,包括系统性红斑狼疮和 Sjögren 综合征。
- 胎儿病变与母体是否处于疾病活动期并不相关。
- 许多母亲无症状,抗 Ro 抗体在胎儿心脏传导阻滞查因时才被发现。
- 大部分孤立性传导阻滞(心脏结构正常)的胎儿与母体抗 Ro 抗体阳性有关。
- 抗 Ro 抗体主要在孕中期穿过胎盘,导致胎儿心肌和房室传导系统出现免疫介导的炎症反应,特别会影响房室结。
- 这个过程可能对胎儿传导系统造成不可逆的损伤,导致不同程度的心脏传导阻滞(详见第 17 章):
  - Ⅰ度和Ⅱ度房室传导阻滞不一定进展,有证据表明在胎儿中会自然消退
- 可能在出生后进展。
- Ⅲ度房室传导阻滞几乎总是永久性的。
- 母体抗 Ro 抗体阳性的胎儿中,2%~3% 会发展为完全性心脏传导阻滞:
  - 后续妊娠中复发率增加至 20%
- 可能罕见的发展为心内膜弹力纤维增生,可能出现在心脏的任何部位:
  - 预后不明
- 以预防为目的的母体药物治疗仍有争议,且尚未得到证实(详见第 17 章):
  - 母体羟氯喹治疗可能减少心脏传导阻滞的风险
  - 母体类固醇治疗可能仅在有活动性炎症进程证据时才考虑使用,如过量的心包积液
- 若发展为完全性心脏传导阻滞,应严密监测心率、

心功能和胎儿状态。

- 心室率超过 50 bpm 则通常可良好耐受：
  – 早期存在水肿提示预后不良
- 存在Ⅱ度和Ⅲ度房室传导阻滞时，由于难以监测分娩时胎儿的状态，通常进行剖宫产。
- 扩张性心肌病（DCM）可能在儿童后期进展。

严重宫内生长受限

- 继发于母体疾病的胎盘功能不全可导致胎盘血管阻力升高。
- 胎儿循环中，高达 80% 的 RV 输出量直接回到胎盘。
- RV 后负荷的升高可能造成 RV 扩大：
  – 且可能影响体静脉回流至 RA
  – 如第 18 章中所讨论的方法，此情况可被监测
- 重要器官的血流重新分配，包括涉及主动脉峡部血流方向改变的"脑部优先"，脑血管扩张表现为舒张期血流速度增加。

使用非甾体类抗炎药

- 见下文。

母体感染

- 详见第 2 章。

胎儿原因

结构性先天性心脏病(CHD)

- 大部分结构性病变在妊娠期可良好耐受。
- 少数例外包括：
  - Ebstein 畸形、三尖瓣发育不良
  - 严重的 AS 合并 LV 扩张
  - 多种心肌病
  - 同时存在心律失常的胎儿
- 更多细节详见相关章节。

双胎输血综合征(TTTS)

- 特别是受血儿(详见第 23 章)。

胎儿感染

- 感染是胎儿水肿公认的原因之一。
- 明确的病毒因素包括腺病毒和细小病毒。
- 他们可能通过以下方式产生影响：
  - 诱发心肌炎
  - 引发肝炎并影响蛋白质的合成
  - 通过引起溶血性贫血(特别是细小病毒)

动脉导管早闭

- 公认最常见的原因是使用非甾体类抗炎药(NSAIDs)：
  - 无论是特意用于抑制宫缩或减少羊水量
  - 还是母体无意中摄入

- 通常无法明确原因，尽管详细的药物、饮食和治疗史可以提示可能的病因因素。
- DA 狭窄或闭合可能可以在二维图像上发现：
  - 常合并有 RV 扩张
- 彩色和脉冲多普勒评估显示收缩期和舒张期的流速均增加，见图 24.2(a、b、c)。
  - 因此 DA 的脉冲波多普勒扫描计算得出的脉动指数(pulsatility index，PI)降低
  - PI=(收缩期流速 −舒张期速度)/平均流速，正常值范围为 1.9~3.0，见图 24.2(d)。

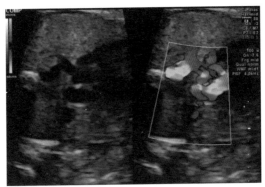

(a) 普通图像

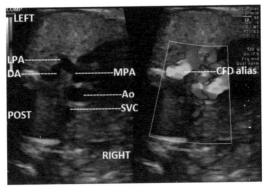

(b) 标注图像，显示动脉导管(DA) 的肺动脉端狭窄，彩色血流多普勒显示经过此区域的血液流速加快 (CFD alias)

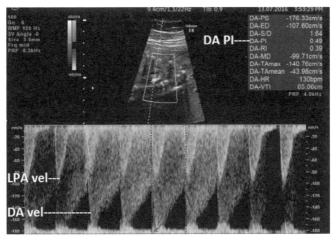

(c)DA狭窄时，通过狭窄段的脉冲波多普勒显示收缩期、
舒张期血流均加速，DA脉动指数(DA PI)减小

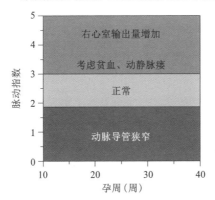

(d)用于评估和检测DA狭窄的PI[(收缩期流速-
舒张期流速)/平均流速]的正常值示意图

LPA，左肺动脉；MPA，主肺动脉；Ao，主动脉；SVC，上腔静脉。POST，
后侧；LEFT，左侧；RIGHT，右侧。

图(d)经 Elsevier 出版社授权后引用自 Huhta JC (2005) Fetal congestive
heart failure，Seminars in Fetal & Neonatal Medicine 10；542-52。

图 24.2　动脉导管狭窄的三血管斜切面视图

- 若去除了诱发因素，变化通常很快会消失。
- DA 狭窄的心脏表现包括：
  - 右心扩大(图 24.3)
  - 肺动脉增粗
  - 三尖瓣反流
  - 肺动脉反流
  - 肺静脉突出，肺静脉血回流增多
- 没有明确的分娩指征，但可能包括：
  - DA 完全闭合
  - 重度或进展性的三尖瓣反流
  - 进展性的肺动脉反流
  - 静脉导管内血流逆向
  - 水肿
- 产后会有肺高压和右心功能不全的风险。

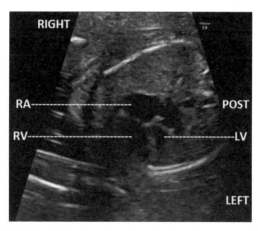

右心室(RV)扩张。RA，右心房；LV，左心室。POST，后侧；
RIGHT，右侧；LEFT，左侧。

图 24.3　胎儿动脉导管狭窄时收缩期的四腔心切面视图

胎儿贫血

- 可能由免疫或非免疫性因素引起。
- 血流动力学变化包括：
  - 血液的携氧能力降低
  - 心排血量增加，导致高动力性循环
  - 大脑中动脉的收缩期血液流速增加，心室收缩功能不受损害
- 大脑中动脉多普勒流速是一个可靠的诊断依据。

胸腔积液

- 可能为孤立性、原发性的存在，或作为更常见的水肿进程的一部分(详见第 22 章)。
- 可能合并有其他畸形：
  - 结构性
  - 综合征性
  - 染色体
  - 或合并感染
- 预后取决于积液量、孕周，单侧还是双侧，以及潜在的病因，而病因往往未知。
- 大量积液表现为占位性病变并可能有显著的血流动力学影响。
- 胎儿干预可能有显著的效果，但常有复发积液。

胎儿水肿

- 详见第 22 章。

胎儿心律失常

- 详见第 17 章。

胎儿心肌病

- 详见第 19 章。

胎儿动静脉瘘

- 可发生于肝脏、肺、冠脉循环、大脑、胎盘，或合并有骶尾骨畸胎瘤。
- 可能导致心排血量增加。

胎儿心脏肿瘤

- 详见第 20 章。

第 25 章

胎儿心脏病的妊娠管理

引言

- 心脏畸形约占新生儿病死原因的 20%，部分情况在死后才能发现是心脏的病因。
- 妊娠期间未诊断出的 CHD 的比例正在下降。
- 许多诊断只影响产前管理，包括与胎儿父母的沟通和对产后心脏病相关的复查安排。
- 部分病变的产前诊断可能会改善产后结局，包括病死率和并发症。
- 大部分心脏病变都不会改变妊娠管理，仅非常少数的情况可能更适合提前分娩或择期剖宫产。
- 少数病变应该在有条件进行干预的医院分娩，比如：
    - 孤立性大动脉转位(TGA)，需要房间隔造口时
    - 梗阻型的完全性肺静脉异位引流(TAPVD，很少在宫内诊断)
    - 可疑左心发育不良综合征(HLHS)合并卵圆孔受限且计划进行积极的治疗，这是一个有争议的问题
- 动脉导管依耐性心脏病变在当地医院分娩还是在心脏中心分娩取决于当地的设施、专业知识、交通情况以及家庭的意愿。
- 在宫内诊断出 CHD 后，咨询目的是优化妊娠期间和新生儿期间对胎儿和母亲的护理。
- 部分病变需要在妊娠期间严密监测心脏的状态，例如：
    - 三尖瓣病变(详见第 11 章)
    - TGA 和 HLHS 中卵圆孔的大小

- 可能随着孕周增加而进展或消退的病变
- 心律失常
- 心包积液
- 心脏肿瘤
- 心肌病

- 对于其他病变，妊娠期间仅需要少量的监测，如孤立性的小型或中等大小 VSD。

- 极少数的病例中，产前管理可能包括妊娠期间某些形式的心脏干预，比如：
  - HLHS 或 TGA 合并卵圆孔限制性分流
  - AS 时促进心室发育

- 与团队中的其他成员，如产科医生、全科医生、助产士和新生儿科医生等，进行沟通和信息更新对综合护理至关重要。

诊断

- 可疑有心脏畸形后，建议及时转诊至专业的机构，以便明确诊断并解释。
- 多学科团队的参与是适当的，这样心脏外的问题可以被识别或尽可能地被排除，包括染色体、综合征和结构畸形。
- 可能还包括对侵入性检查的选择的讨论。
- 随着妊娠的进展，可能会获得更多重要的诊断信息。

咨询

- 在明确心脏畸形后, 应向亲属提供详细的咨询, 包括:
    - 对心脏诊断的解释
    - 可能的产后管理和治疗策略
    - 心脏诊断的预后和结果
    - 合并心外畸形的可能性
    - 在后续妊娠过程中胎儿患病的可能性
    - 向父母提供可带走的清晰的图表和书面笔记以供进一步查阅很有帮助
    - 如果需要, 提供便利的方式在预约的下次随访之前进行深入讨论
- 应该提供相关单位以及全国的手术治疗结果(在英国可以通过 CCAD 数据库查询: www.ccad.org.uk), 这些信息需要明确的说明和指导, 因为这可能很难在产前诊断的背景下进行解释。
- 重要的是, 亲属必须理解以下信息:
    - 产前诊断的局限性
    - 心脏病变在妊娠期间会演变的概念, 常持续进展, 尤其是在妊娠早期发现的畸形
    - 有可能存在产前没有发现的心脏外的畸形, 可能会对产后发病率和病死率有显著影响
    - 知识的局限性, 如对部分病变的长期生存率和生活质量相关信息的缺乏, 包括 HLHS
    - 产前发现的心脏畸形倾向于更严重, 且在产前产后均合并更高的发病率和病死率
    - 在适当的情况下, 有选择终止妊娠的可能性。

- 几乎所有类型的 CHD，无论有多严重，都有可用的产后治疗策略。部分情况下治疗将会是姑息性的，且在学龄前即可能需要数次手术。

- 讨论还应包含可能的病因学。这也提供了一个机会，让父母放心胎儿问题不太可能是由他们可控制的因素造成的。

- 宫内死亡的风险很小，但在存在心外异常（尤其是染色体异常）或与节律紊乱（尤其是心脏传导阻滞）时较高。

- 在英国，在 24 周前终止妊娠是合法的；在 24 周之后，若畸形被认为"可能导致严重的残障"仍然可以考虑引产，但应由产科医生决定。这一政策在其他国家和地区有所不同。

- 在讨论高风险的姑息性治疗时，如 HLHS 的 Norwood 手术，应提供人文关怀和保守治疗的可能性。然而随着存活率的提高，这可能不再是一种选择。

- 如果转诊的临床医生能让家人为可能出现的问题做好准备，这将很有帮助；这需要安排父母双方同时参加。

咨询应该尽可能的是非指导性的，并且让家人放心，让他们有时间做出重要而深远的决定。他们需要知道，无论做出何种选择他们都会得到支持。他们可能会感到信息过多，在他们有时间了解一些事实后，应当有机会在另一个场合进行深入讨论。哪些网站是有用且准确的建议也可能是适当的；但是应鼓励家庭讨论他们发现的任何差异（参见"进一步阅读"）。

进一步阅读

一些有用的网站：

英国心脏基金会：www. bhf. org. uk

波士顿儿童医院：www. childrenshospital. org

墨尔本皇家儿童医院：www. rch. org. au/ heartology/ parent info/ parent information

妊娠管理

- 产前诊断的心脏畸形通常不影响妊娠管理。

- 对于少数有可能早产的心脏病变，给予母体类固醇药物以帮助胎儿肺成熟可能是适当的。

- 同时，应常规监测胎儿的宫内健康状态。

- 对于计划在当地分娩的孕妇，必须有一种可靠的方法就即将出生的胎儿来提醒新生儿科医生，并提供关于适当的产后早期管理、产后应该联系的人员及时机的指导。

- 对于计划在有心脏病学的单位分娩的孕妇，确保当地医院有明确的围产期护理方案仍然很重要，以防分娩发生于当地。

- 对于认为进展有重大风险的心脏病变，定期评估（每月 1 次，将近足月时减少间隔时间至每 2 周 1 次）可以帮助决定最佳的分娩时机和地点。

- 在证实病变会进展的情况下，动脉导管依赖性的可能性在系列监测中可能会变得更明显。

- 存在 CHD 时的宫内死亡并不常见。会增加宫内死亡风险的因素包括：
  - 存在核型异常
  - 存在心外的结构性畸形
  - 合并完全性心脏传导阻滞的结构性 CHD
  - 少数特殊心脏病变，包括三尖瓣闭锁、Ebstein 畸形和危重型 AS

- 早产（36 周前分娩）显著增加复杂 CHD 婴幼儿的病死率和并发症率，特别是并发心脏外科畸形的情况下。

- 心律失常的管理，详见第 17 章。
- 部分亲属希望在分娩前与外科医生见面；许多人很珍惜在某个时机与心脏联络护士见面的机会。
- 若计划在心脏中心分娩，则可能适合进行催产。

胎儿干预

- 胎儿治疗心律失常已公认有效(详见第 17 章)。
- 结构性心脏畸形的胎儿干预的获益受到广泛争论。
- 母体安全是第一要务。

  介入干预已被用于以下几种心脏病变：

- 主动脉和肺动脉狭窄：
  - 刺激心腔和血管发育的因素是血流
  - 当一个瓣膜存在明显狭窄时，血流可能选择一条低阻力的旁路，进一步加重瓣膜狭窄或心腔发育不良
  - 通常认为出生后有 2 个功能良好的心室(即双心室循环)比姑息性的单心室循环更有优势
  - 在宫内对主动脉或肺动脉狭窄进行球囊瓣膜成形的目的在于维持通过狭窄瓣膜的血流以促进相应心腔的生长发育，以实现出生后双心室循环
- 左心发育不良综合征
  - HLHS 的房间隔无限制性分流对胎儿宫内和出生后即刻存活至关重要
  - HLHS 的房间隔有可能会闭合，可能导致水肿和宫内死亡
  - 在宫内进行房间隔造口术可能可以实现，但所产生的缺口往往很快就会缩小；在房间隔植入支架可以使缺口保持通畅
  - 目前尚不清楚这是否对产后的肺血管系统有益处

这些侵入性技术伴有诱发流产或早产的风险，以及小概率导致出血、感染和宫内死亡的风险，这些操作在技术上具有挑战性，需要胎儿医学专家和心脏病专家之间的协同合作。将这类治疗集中在少量中心进行并仔细记录病例，可能会带来最佳结果和可靠的疗效数据。

分娩管理

- 分娩的时机和方式通常不会因为存在心脏畸形而被改变；仍应遵循常规的器械分娩或剖宫产指征。

- 如果计划在心脏中心分娩，可能涉及较远的距离，在接近足月时即转诊可能是恰当的，以避免在途中分娩。

- 大部分有 CHD 的胎儿都可良好耐受分娩，但以下情况例外：
  - 持续性心律失常的胎儿，无法在分娩过程中监测胎儿状态
  - 心功能不全和心血管评分低的胎儿
  - 胎儿水肿

分娩地点

- 分娩的地点可能受诸多因素影响，包括诊断、当地资源和父母意愿。若分娩需要剖宫产且需要新生儿期干预，产前转诊至心脏中心可最大程度地降低母婴分隔的风险。

- 对于确定有 CHD 的胎儿最好应在哪里分娩，不同的心脏中心有自己的策略，并与其转诊的新生儿科有良好的联系。

- 如果预期需要非常早期的干预，如 HLHS 或 TGA 合并限制性 ASD 时（详见第 10 章和第 13 章），应在有条件进行早期房间隔造口术的中心分娩。

- 对于动脉导管依赖性病变（表 25.1），不同单位的策略不同，但许多新生儿单位都有能力应用前列腺素并与儿童心脏病专家讨论后续管理。

表 25.1　动脉导管依耐性心脏畸形

左侧	右侧	混合
危重型 AS	危重型 PS	TGA
主动脉闭锁	PAIVS	
HLHS	肺动脉闭锁合并 VSD（包括重症 TOF）	
CoA*	三尖瓣闭锁*	
IAA	—	

* 并非一定存在导管依赖性。

后续妊娠

在一次 CHD 胎儿的妊娠之后，无论是结局成功、或是终止妊娠、或是宫内死亡，必须提供机会讨论以下方面的内容：

- 将来再次妊娠的风险
- 任何具体的孕前措施（如改变母体疾病的药物管理）
- 再次妊娠时胎儿相应评估和诊断措施的类型和时机。

第 26 章

胎儿心脏病和神经发育

引言

患结构性或功能性心脏病的胎儿脑灌注受损的可能性是一个重要但仍知之甚少的问题。

对胎儿心脏结构性病变的咨询包括讨论可能存在的心脏外科问题，其中心脏病变可能仅仅作为一个标志，而心脏外的问题对生存率和生活质量的影响可能比心脏病变本身更显著。人们越来越关注的是，产前的讨论是否应该包括 CHD 和神经发育受损可能性之间未定量的关联性。在实践中父母通常不会主动提出这一问题。

- 许多研究正在进行并试图解答这一问题。
- 不同的方法被用于尝试量化血流动力学改变对胎儿脆弱的脑灌注的影响。
- 在临床实践中，新生儿及更大儿童神经发育的评估也并不容易，特别是当他们处于急性或慢性疾病的情况下。
- 评估是复杂的，从早期婴幼儿因素中鉴别胎儿因素仍有挑战：
  - 特别是在出生后几天内即接受重大心脏手术的患儿中
  - 在合并有包括早产和遗传综合征等其他因素的患儿中
  - 如果神经发育迟缓的风险被夸大，父母可能会因为这种恐惧而要求终止妊娠，即使在孤立性心脏病变预期结果很好的情况下

血流动力学

- 胎儿循环中由于静脉导管将来自胎盘的高氧合血液引导入 RA，并通过房间隔进入 LA、LV 和升主动脉，使得大部分高氧合的动脉血液被引流向大脑和心肌。

- 正常胎儿脑部血氧饱和度约为 75%。

- 血流模式的改变可能减少对心肌和大脑的供应，包括：
  - 氧气
  - 葡萄糖和其他代谢底物

- 在以下特定形式结构性 CHD 中发现大脑动脉血的氧饱和度有降低：
  - HLHS 中约为 50%
  - TGA 中约为 43%。

- 动脉导管将来自体静脉到 RA、RV、肺动脉的低氧合血液引流入降主动脉以返回胎盘。

特定心脏病变

我们需要关注的主要是：

- 大脑由动脉导管逆向灌注的病变，如危重型 AS 和 HLHS：
  - 大脑血流可能会减少且血氧水平低于正常
- 血流模式改变为串联的病变，如 TGA：
  - 来源于胎盘的血液通过静脉导管被引流穿过房间隔进入 LA、LV，后通过肺动脉进入肺部
  - 来源于 RV 的低氧饱和度（葡萄糖含量可能也低）血液因此供应冠状动脉和脑血管
- 可能在动静脉血混合增加的病变中，如 TOF。
- 可能合并任何原因导致的心功能不全和水肿，包括心律失常。

评估方法

多种相对粗糙的方法被用于评估并量化脑灌注和相关发育的变化，包括：

脑血流再分布的评估

- 使用 PW 多普勒测量大脑中动脉的搏动指数(PI)，以检测大脑血管扩张(即"大脑优先")的证据。
- 大脑优先即大脑血流重新分配的过程，目的在于提高大脑的氧气供应。
- 与胎儿生长受限的胎儿缺氧相似，HLHS 胎儿也证明有大脑中动脉 PI 降低，并在孕晚期持续降低。
- 部分研究中大脑血管扩张与更好的神经发育结局相关；但在其他研究中又与不良结局相关。
- 目前尚不清楚以这种方式检测到的脑血管扩张是否与神经发育结局相关。

脑质量和容量的评估

- 使用 MRI。
- 在宫内和(或)新生儿期估算整体脑容量。
- 部分研究中，特定类型 CHD 胎儿在孕晚期的整体脑容量小于体重矫正的正常心脏的胎儿。
- 大脑尺寸和功能之间的关系是复杂的。
- 其他研究发现产前发现的大脑异常相对较轻，因此其预测价值尚不清楚。
- 因此 MRI 结果和神经病理学的相关性仍不明确。

儿童的神经发育测试

- 贯穿整个学龄阶段的标准测试，包括：
  - 认知
  - 运动技能
  - 沟通技巧
  - 日常生活和适应行为
- 任何与正常之间的偏差都可能是遗传、先天和后天多种因素的结果。

预防或限制损害

目前仅存在于理论上, 但是包括:

- 胎儿干预:
  - 如危重型 AS 行主动脉瓣球囊扩张以增加主动脉弓的前向血流
- 母体过度氧合:
  - 胎儿脑容量被认为与胎儿升主动脉血氧饱和度和大脑耗氧量相关

父母咨询

CHD 对胎儿大脑发育的影响难以定量:

- 很重要的是不要夸大潜在的影响, 因为证据尚不清楚。
- 然而对于某些病变, 讨论这一难题是合适的。

第 27 章

产后评估

引言

由于各种原因，胎儿和出生后的评估检查存在差异。胎儿团队的成员需要了解产后检查的领域，使包括咨询在内的产前管理与出生后的做法一致。以下主题概述了分娩后相似或不同的检查方式。

病史和体查

- 心脏和心脏以外的诊断都可能在出生后的评估中被修正,特别是部分综合征的诊断,产后可能更明显。
- 若需要考虑和调查之前未被怀疑的综合征诊断,可能需要对父母和家族史再次进行评估。
- 若产后怀疑在胎儿评估中被排除的心脏或心外的病变,则重新检查很重要。
- 通常在宫内未发现但可能伴随有综合征的心脏疾病包括:
  - Williams 综合征(肺动脉分支狭窄,主动脉瓣上狭窄)
  - Holt-Oram 综合征(ASD),常染色体显性遗传
  - Wolff-Parkinson-White 综合征(ECG 显示短 PR 间期),偶尔为家族性
  - Alagille 综合征(肺动脉分支狭窄)
  - 许多基因和(或)代谢导致的心肌病

超声心动图

产前作出的心脏诊断应通过活产新生儿的超声心动图来确认。该评估的时机将取决于具体病变，并且应在母体病历记录的胎儿报告中明确说明计划。任何胎儿心脏诊断和新生儿临床评估间的差异都应根据临床情况进行核查。

放射影像

胸部 X 线、计算机断层血管造影和心脏血管造影（心导管）均用于婴幼儿心脏病变的评估。在某些情况下，这可以在产前预测，从而让父母了解可能的产后过程。介入性心导管术用于治疗许多疾病（如肺动脉闭锁或严重 PS），并在 X 射线控制下进行。球囊房间隔造口术（最常用于 TGA）通常使用超声引导完成。

磁共振成像

MRI 广泛用于评估婴幼儿和儿童的 CHD, 但由于胎动和心电门控的问题, 临床上并不经常用于胎儿。因为需要对婴幼儿进行深度镇静或更常见的全身麻醉, 因此比通常不需要麻醉的计算机断层扫描应用更少。在评估某些病理学时可能会考虑尸检 MRI。MRI 在结构性心脏病中并不是特别有价值。

心电图

在出生后用于：

- 明确心脏节律。
- 评估心律失常的风险(如短 PR 间期，长 QT 间期)。
- 评估心肌病。
- 评估结构性心脏病。

染色体分析和基因检测

- 在活产儿或死胎中, 在没有产前标本时可以获取血液淋巴细胞、皮肤成纤维细胞(若计划进行心脏外科干预则易于获取)和其他组织用于分析。
- 脐带血取样可能对于进行或确认遗传学诊断有价值, 这需要仔细的计划和良好的沟通。
- 可以对先前获得的样本进行进一步检测以获得额外的诊断。
- 若诊断存在疑问, 则应保存组织标本以备后续分析。
- 来自其他家庭成员的样本变得越来越有价值, 但这需要谨慎地提出建议。
- 相关检测的具体内容详见第 8 章。

代谢检测

以下几点需牢记于心：

- 胎儿超声心动图可能无法识别与心脏肥厚相关的储积障碍。

- 胎儿超声心动图对许多伴随心肌受累的代谢疾病的敏感性和特异性都较低。

- 若可以在生化基础上作出准确的诊断，通常需要在产后进行。

- 酶缺陷或已知基因缺陷可以通过产前及产后的侵入性检测发现，但样本通常需要相当长的时间来处理。

- 若产前怀疑代谢紊乱，胎儿团队需要尽可能提前规划适当的产后检测。

- 需要相关专家的专业建议才能有效检测和管理可疑的代谢紊乱。

尸检

无论在任何阶段和任何情况下发生死亡，尸检都是非常必要的，原因如下：

- 从家人和相关专业人员的角度而言，确认、排除或修正诊断。
- 尽可能准确地预测复发风险，及其诊断与其他家庭成员的相关性。
- 全面尸检可能无法进行或无法取得知情同意，但需要考虑以下几个方面：
  - 所有系统的大体解剖
  - 明确或可疑异常组织的组织学检测
  - 染色体和基因取样
  - 影像(如骨骼 X 射线、脑部 MRI)、
  - 生化、代谢取样
  - 储存 DNA 以供日后测试

有一位负责协调结果并与家人沟通的首席临床医生是非常有帮助的。重要的是，此人必须查明尚未解答的疑问，并确保建立一种机制，以便在将来新的医疗或家庭信息下解答这些疑问。

缩略词索引

缩略词	英文全称	中文全称
3VT	three-vessel trachea	三血管-气管
ACE	angiotensin-converting enzyme	血管紧张素转换酶
AET	atrial ectopic tachycardia	心房异位性心动过速
ANT	anterior	前侧
APV	absent pulmonary valve	肺动脉瓣缺损
AS	aortic stenosis	主动脉狭窄
ASD	atrial septal defect	房间隔缺损
AVNRT	atrioventricular nodal re-entry tachycardia	房室结折返性心动过速
AVRT	atrioventricular re-entry tachycardia	房室折返性心动过速
AVSD	atrioventricular septal defect	房室间隔缺损
bpm	beats per minutes	次/分
CAUD	caudal	尾侧
cAVSD	complete atrioventricular septal defect	完全性房室间隔缺损
CEPH	cephalad	头侧
cffDNA	cell-free fetal DNA	游离胎儿 DNA
CHB	complete heart block	完全性房室传导阻滞
CHD	congenital heart disease	先天性心脏病

续表

缩略词	英文全称	中文全称
CoA	coarctation of aorta	主动脉缩窄
C : T	cardiac-thoracic ratio	心胸比值
CVS	chorionic villus sampling	绒毛膜绒毛取样
CW	continuous wave	连续波
DA	ductus arteriosus	动脉导管
DCM	dilated cardiomyopathy	扩张性心肌病
DORV	double outlet right ventricle	右心室双出口
DV	ductus venosus	静脉导管
ECG	electrocardiogram	心电图
FISH	fluorescencein situ hybridization	荧光原位杂交技术
HCM	hypertrophic cardiomyopathy	肥厚性心肌病
HLHS	hypoplastic left heart syndrome	左心发育不良综合征
IAA	interrupted aortic arch	主动脉弓中断
IVC	inferior vena cava	下腔静脉
IVS	interventrial sephum	室间隔
JET	junctional ectopic tachycardia	交界性异位心动过速
LA	left atrium	左心房
LPA	left pulmonary artery	左肺动脉
LQTS	long QT syndrome	长 QT 间期综合征
LV	left ventricle	左心室
LVOT	left ventricular outflow tract	左室流出道
MAPCAs	major aortopulmonary communicating arteries	大型体肺侧枝血管
MB	moderator band	调节束

续表

缩略词	英文全称	中文全称
MRI	magnetic resonance imaging	磁共振成像
NSAIDs	non-steroidal anti-inflammatory drugs	非甾体类抗炎药
NT	nuchal translucency	颈项半透明层
PA	pulmonary artery	肺动脉
PACs	premature atrial contractions	房性早搏
PAIVS	pulmonary atresia with intact ventricular septum	肺动脉闭锁合并室间隔完整
pAPVD	partial anomalous pulmonary venous drainage	部分性肺静脉异位引流
pAVSD	partial atrioventricular septal defect	部分性房室间隔缺损
PI	pulsatility index	脉动指数
PJRT	permanent junctional reciprocating tachycardia	持续性房室交界性折返性心动过速
PKU	phenylketonuria	苯丙酮尿症
PS	pulmonary stenosis	肺脉脉狭窄
PW	pulsed wave	脉冲波
QF-PCR	quantitative fluorescence polymerase chain reaction	定量荧光聚合酶链反应
RA	right atrium	右心房
RPA	right pulmonary artery	右肺动脉
RV	right ventricle	右心室
RVOT	right ventricular outflow tract	右室流出道
Sp	spine	脊柱

续表

缩略词	英文全称	中文全称
SR	sinus rhythm	窦性心律
SSRIs	selective serotonin re-uptake inhibitors	选择性5-羟色胺再摄取抑制剂
St	stomach	胃
STIC	spatiotemporal image correlation	时空关联成像技术
SVC	superior vena cava	上腔静脉
SVEs	supraventricularectopics	室上性异位搏动
SVT	supraventricular tachycardia	室上性心动过速
TAPVD	total anomalous pulmonary venous drainage	完全性肺静脉异位引流
TGA	transposition of the great arteries	大动脉转位
TOF	tetralogy of Fallot	法洛四联症
TR	tricuspid regurgitation	三尖瓣反流
TSC	tuberose sclerosis syndrome	结节性硬化综合征
TTTS	twin-twin transfusion syndrome	双胎输血综合征
TV	tricuspid valve	三尖瓣
VSD	ventricular septal defect	室间隔缺损